健康ライブラリー　イラスト版

子宮がん・卵巣がん

より良い選択をするための完全ガイド

がん研有明病院
婦人科副部長　宇津木久仁子　監修

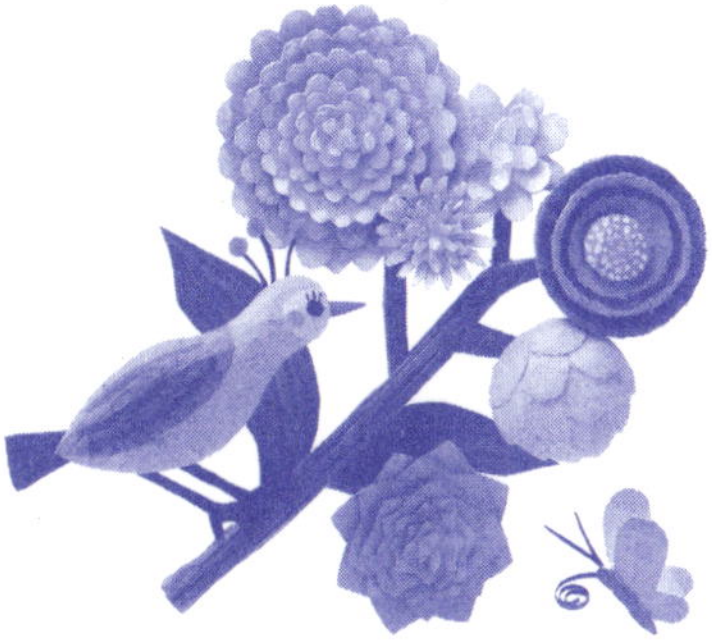

講談社

まえがき

がんの疑いがあると告げられたとき、あるいは「間違いなくがん」とわかったとき、ショックを受けない人はいないでしょう。ご存じのとおり、がんは放っておけば進行し、命を脅かす危険性のある病気です。子宮や卵巣は、女性の象徴ともいえる臓器なだけに、より一層、悩みが深まりがちです。しかし、がんの状態に合った適切な治療を受ければ、治すこともできます。早期に発見できれば、より負担の少ない治療で完治を目指すことも十分に可能です。

「適切な治療」の内容は、がんの種類やがんの進み方によって変わってきます。子宮頸《けい》がん、子宮体《たい》がん、卵巣がんは、それぞれ特徴が異なります。いずれも手術が基本ですが、同じがんでも進行度によって治療内容は異なります。また、同じがん、同程度の進行度でも、がん細胞のタイプによって効果的な治療や再発するリスクの高さが違うこともあります。再発のリスクが高ければ、手術に加え、抗がん剤などを使った薬物療法なども追加していかなければなりません。患者さん自身が納得のうえで治療法を選び、前向きに取り組んでいくためには、「自分のがん」がどのような状態か、正確に理解しておくことが必要です。

一方、子宮や卵巣のがんが閉経前に生じた場合は、「妊娠可能な機能（妊孕性《にんようせい》）を保てるか」という点も、大きな問題になってきます。確実に治すための治療と妊孕性を残すことは、必ずしも一致しません。「確実だが妊孕性を損ねる」治療と、「再発のリスクが高まっても妊孕性を残す」治療と、どちらを選択するのか考えるうえでも、「自分のがん」の状態を正しく理解しておく必要があります。

本書が、みなさまの不安をやわらげ、前向きに治療に取り組む一助となれば、これほどうれしいことはありません。

がん研有明病院婦人科副部長
宇津木 久仁子

子宮がん・卵巣がん
より良い選択をするための完全ガイド

もくじ

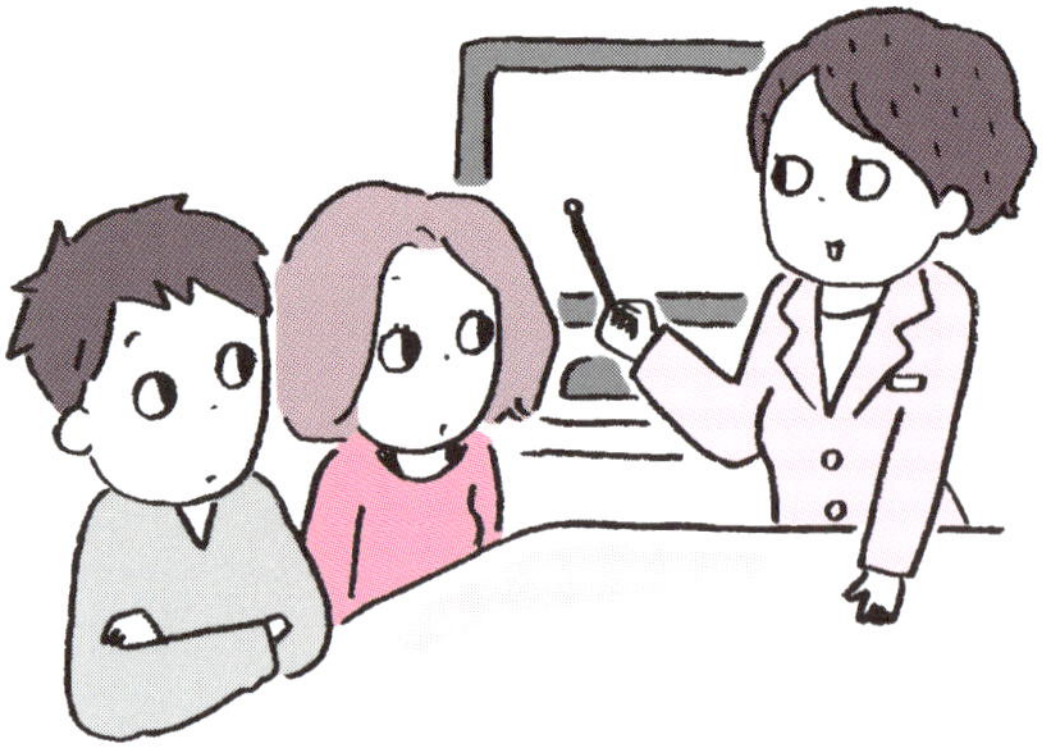

2 子宮・卵巣になにが起きている？

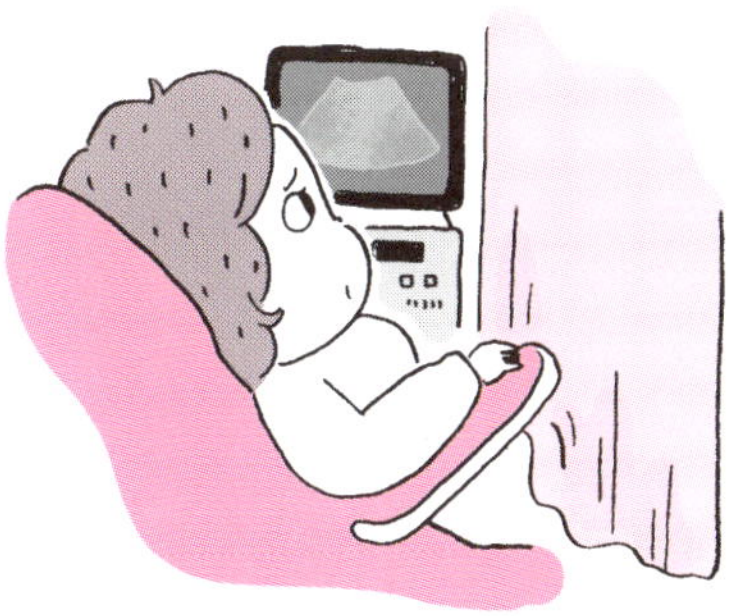

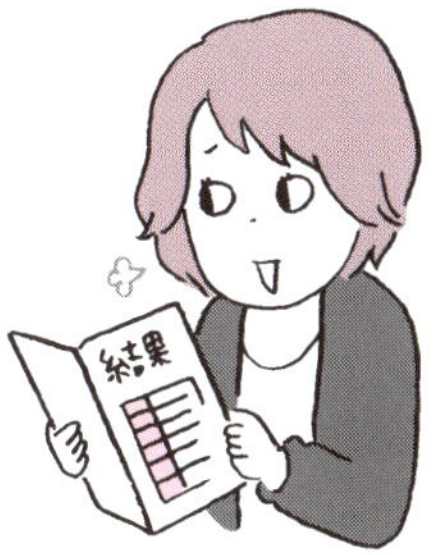

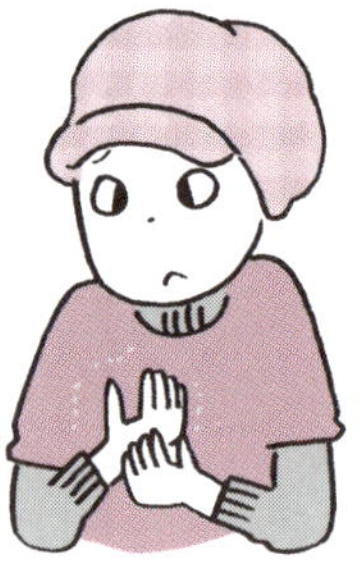

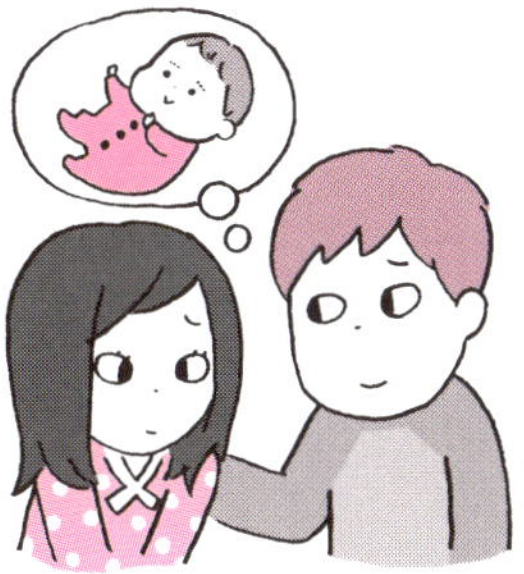

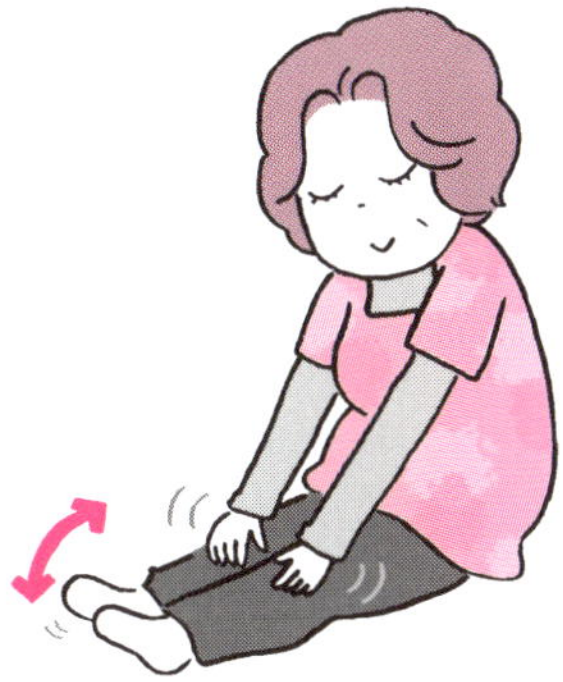

がんの基本

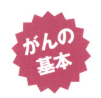

初めに知っておきたい！子宮がん・卵巣がんのこと

発生した部位は子宮、あるいは卵巣と違っていても、がんには共通する性質があります。がんの治療にあたっては、がんそのものの性質を理解しておくことが大切です。

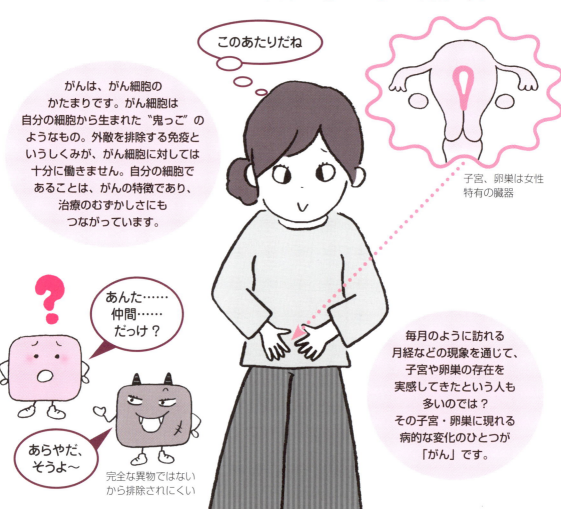

がんは、がん細胞のかたまりです。がん細胞は自分の細胞から生まれた〝鬼っこ〟のようなもの。外敵を排除する免疫というしくみが、がん細胞に対しては十分に働きません。自分の細胞であることは、がんの特徴であり、治療のむずかしさにもつながっています。

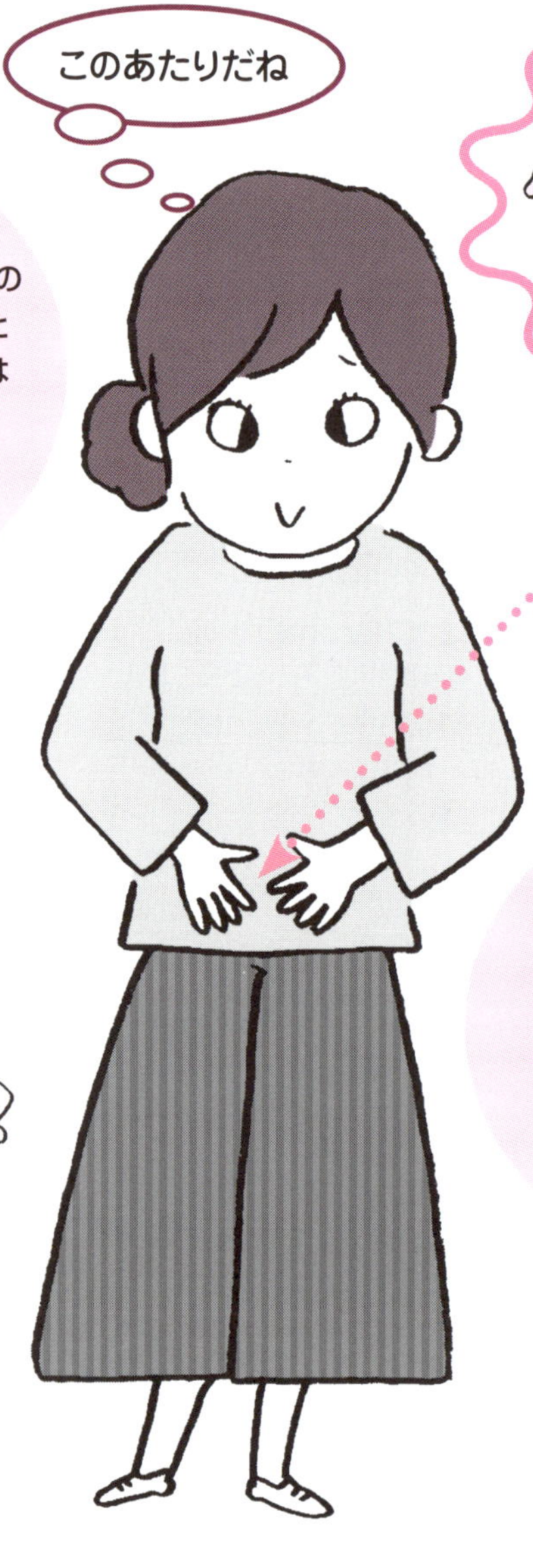
このあたりだね

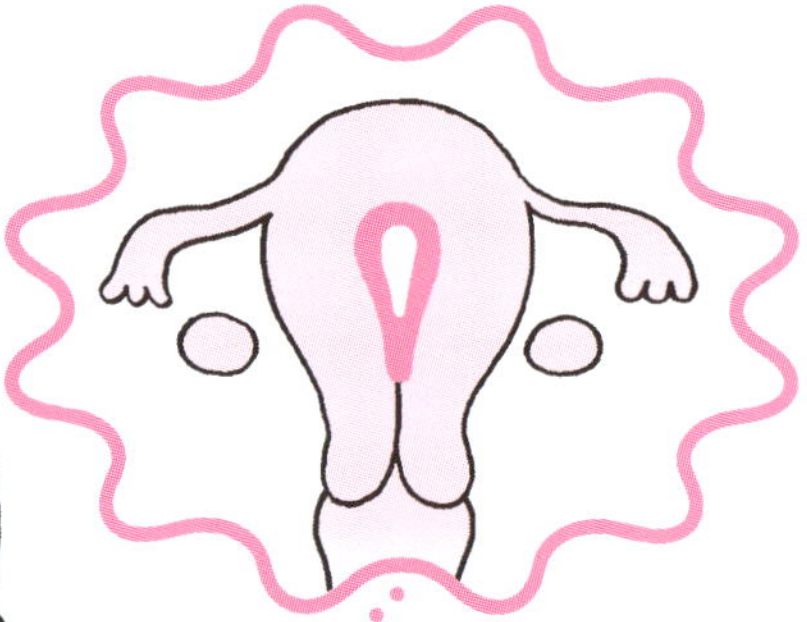

子宮、卵巣は女性特有の臓器

毎月のように訪れる月経などの現象を通じて、子宮や卵巣の存在を実感してきたという人も多いのでは？その子宮・卵巣に現れる病的な変化のひとつが「がん」です。

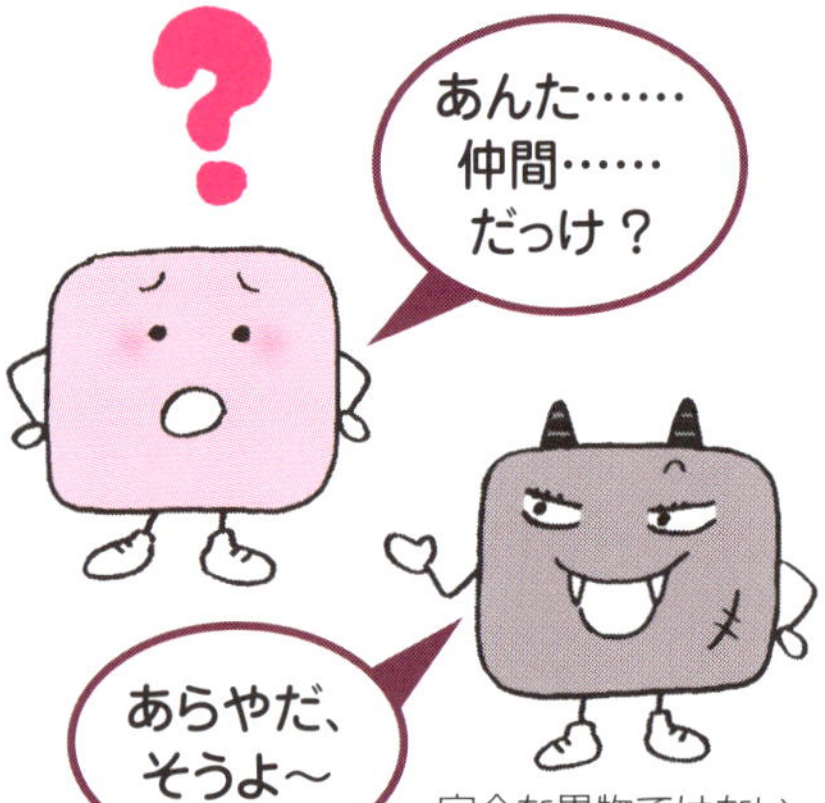
あんた……
仲間……
だっけ？
あらやだ、
そうよ～

完全な異物ではないから排除されにくい

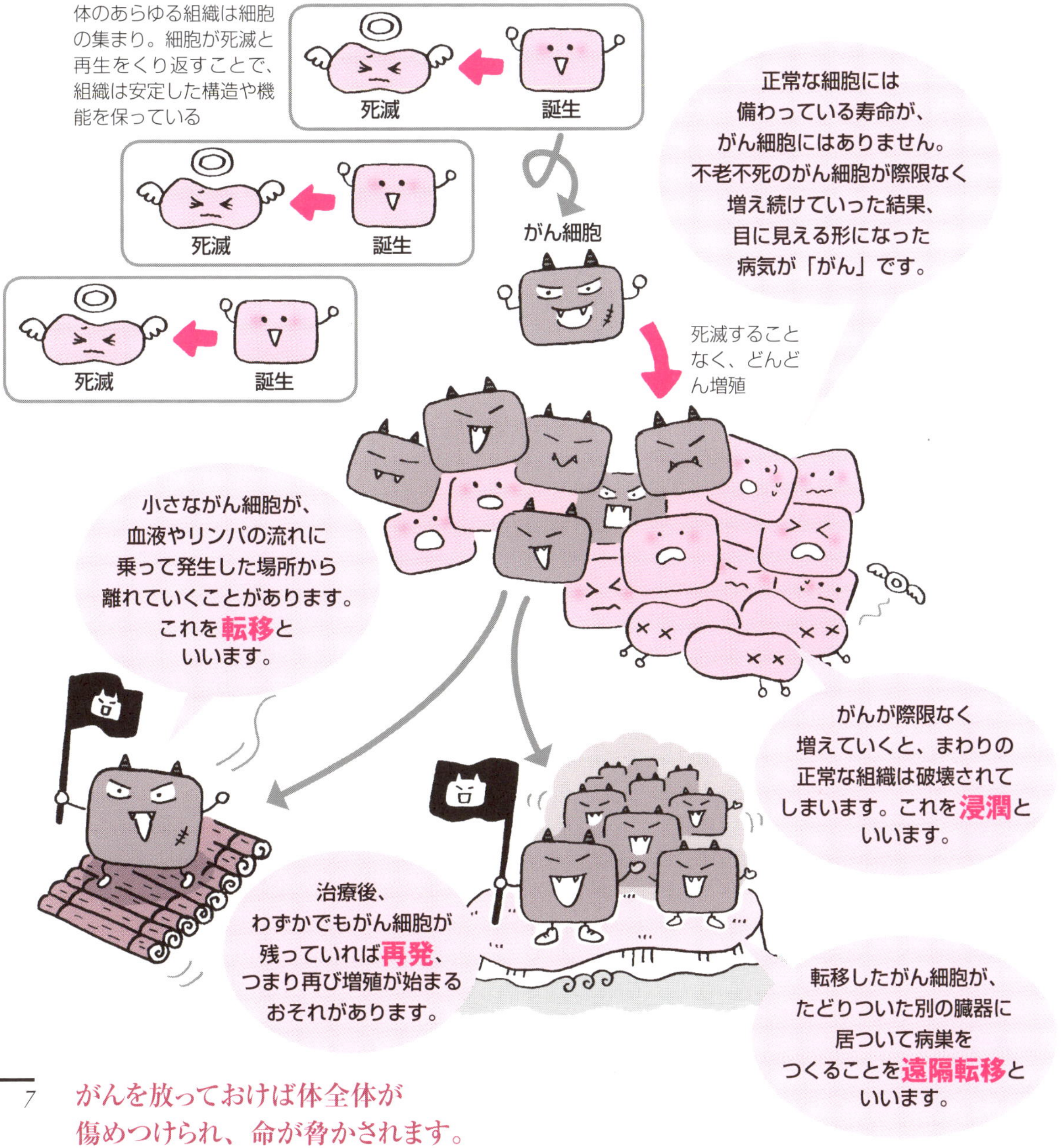

7 がんを放っておけば体全体が
傷めつけられ、命が脅かされます。
がんを放置しておけない理由が、ここにあります。

子宮にできるがんも、卵巣にできるがんも、
がんとしての性質は共通しています。
ただし、発生部位や、がん化したもともとの細胞の
種類に違いがあるため、異なる面もあります。

子宮体がん
多くの場合、子宮体部の内側を覆う子宮内膜が変化してがんが発生する。月経不順、閉経後の人に起きやすい

▼正面から見た子宮・卵巣（断面）

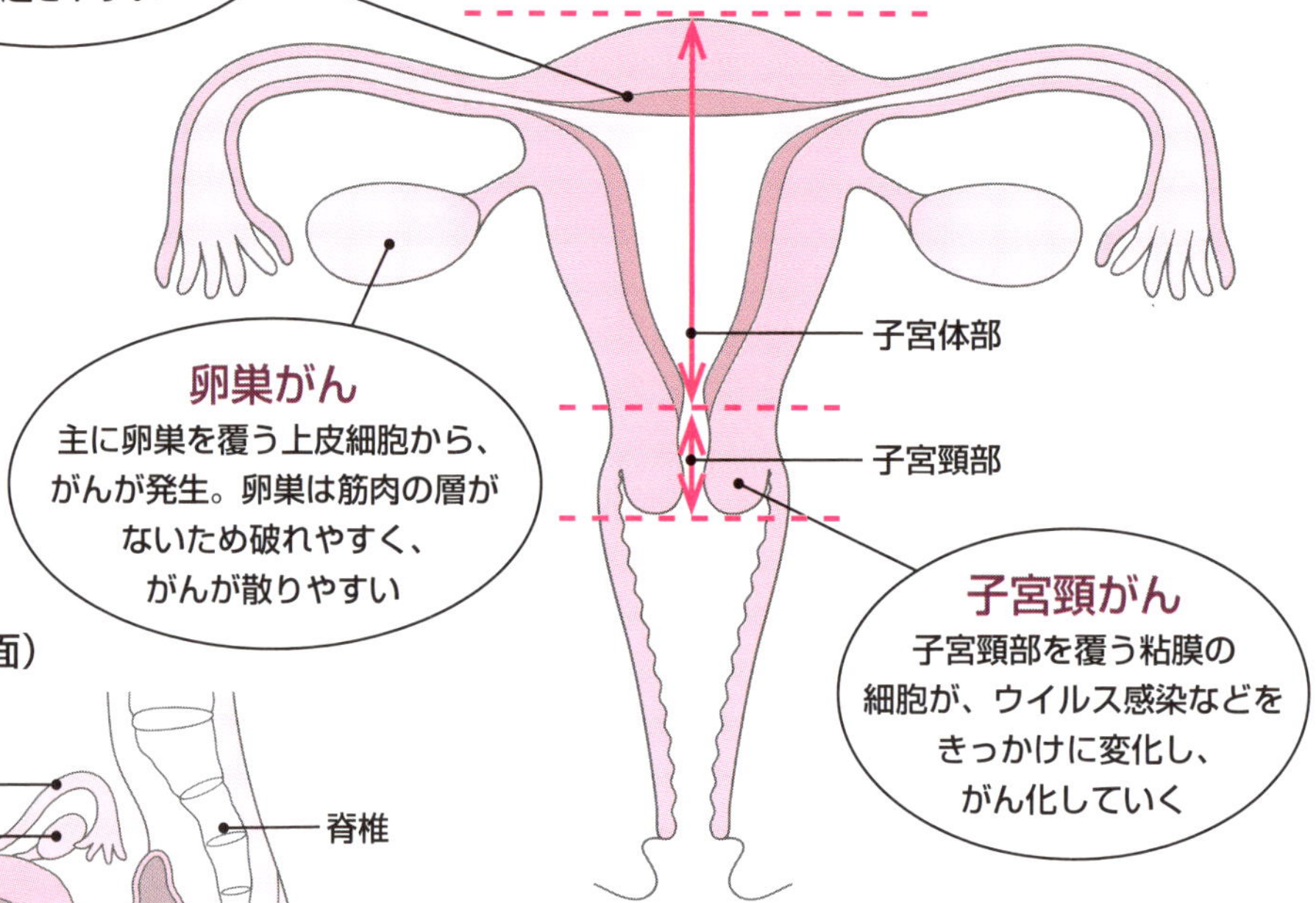

子宮体部
子宮頸部
卵巣がん
主に卵巣を覆う上皮細胞から、がんが発生。卵巣は筋肉の層がないため破れやすく、がんが散りやすい
子宮頸がん
子宮頸部を覆う粘膜の細胞が、ウイルス感染などをきっかけに変化し、がん化していく

▼横から見た子宮・卵巣（断面）

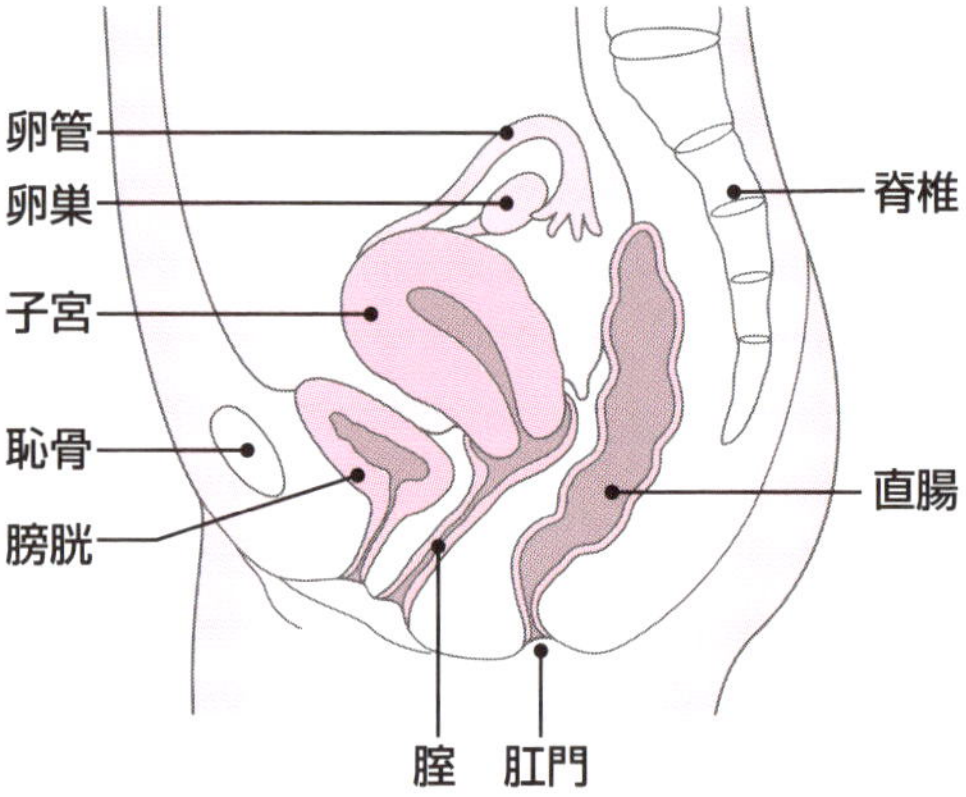

卵管
卵巣
子宮
恥骨
膀胱
脊椎
直腸
膣
肛門

▼子宮・卵巣のがんの罹患率（2012年／全国推計値）

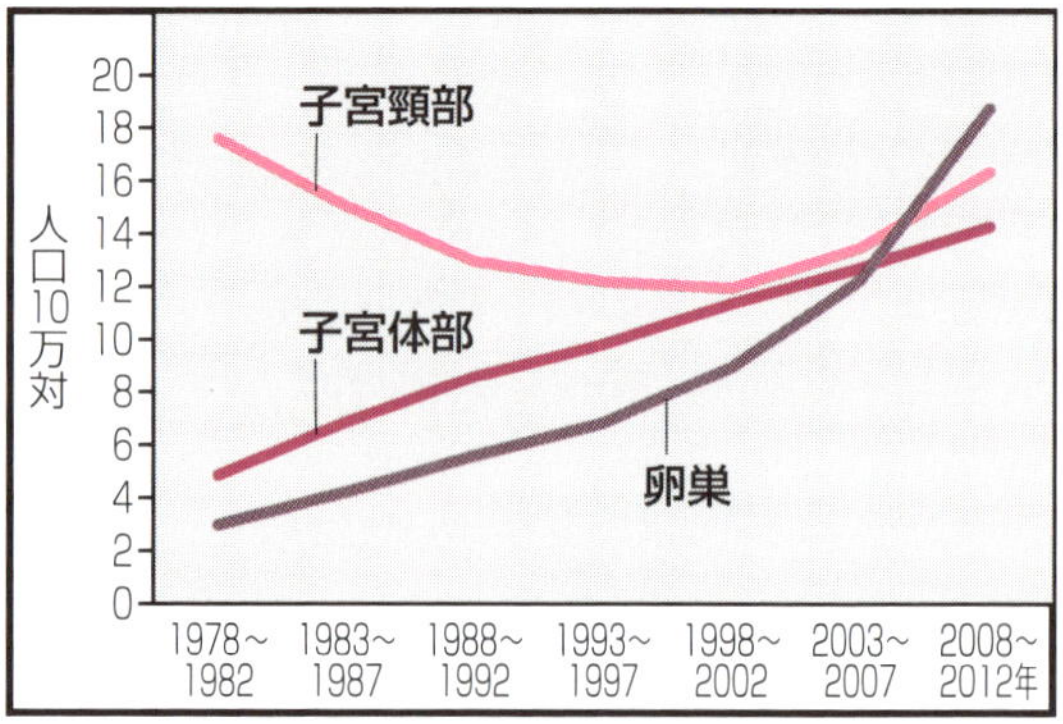

人口10万対
20
18
16
14
12
10
8
6
4
2
0
子宮頸部
子宮体部
卵巣
1978～1982
1983～1987
1988～1992
1993～1997
1998～2002
2003～2007
2008～2012年

（国立がん研究センター　がん対策情報センターによる）

子宮・卵巣のがんは、
近年いずれも増加傾向にあります。
どんな病気か、どう対処していけばよいか、
本書でいっしょに学んでいきましょう。

1

よくある思い込みが悩みを深める

がんについての話題は、これまでもあちこちで
見聞きしてきたことでしょう。
巷《ちまた》を流れる情報のすべてが正しいとはかぎりません。
あいまいな話にふりまわされて悩みを深める前に、
正しい知識をもつことが大切です。

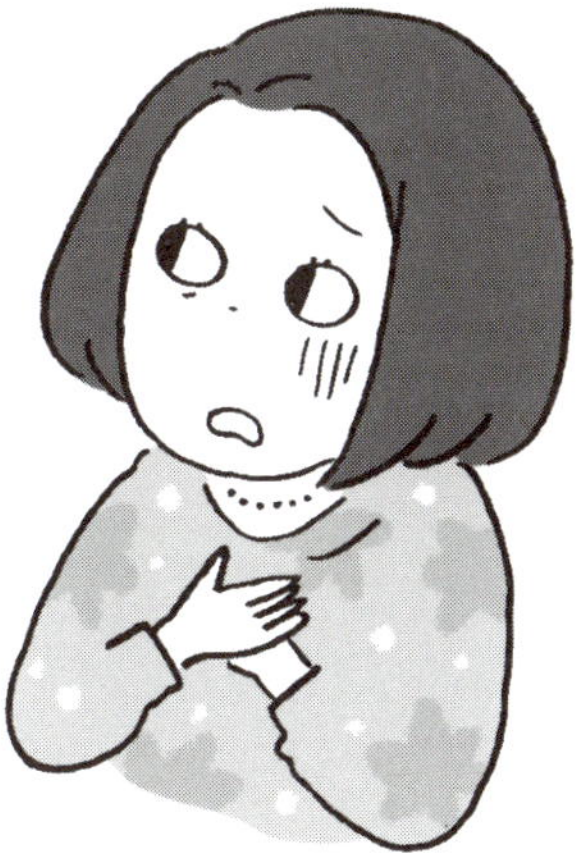

検診について

まさか自分が!? きちんと検診を受けていればよかったな……

がんが見つかったきっかけは人それぞれ。なかには「もっと早く発見できたのでは」と悩んでいる人もいるかもしれません。どうすれば、がんを早く見つけられたのでしょう?

発見が遅れてしまう理由

「症状がないから」「検診はいや」「予約が面倒」などと検診を受けずにいることが、発見を遅らせる原因になりがちです。

定期的にがん検診を受けていない

子宮頸がんは、定期検診を受けていればごく早期の段階で見つかる可能性の高いがんです。しかし、子宮頸がん検診の受診率は３割程度（2013年）。１年おきに受診する人が多いとしても、３人に１人は早期発見の機会を逃していることになります。

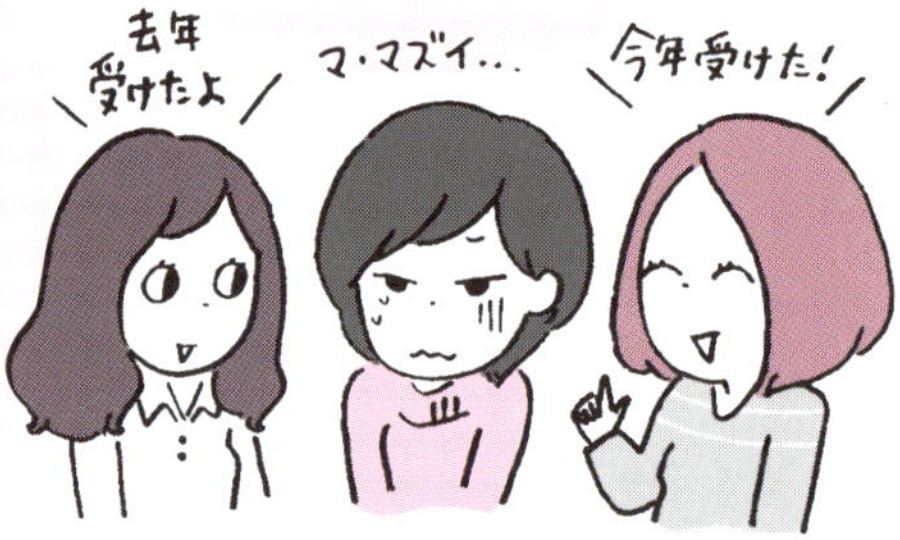
去年受けたよ
マ・マズイ…
今年受けた!

気になる症状がなくても、２年に１回は検診を受ける必要がある

一般的な検診は「子宮頸がん」だけ

厚生労働省の指針に基づき、自治体などが実施している婦人科のがん検診の多くは「子宮頸がん検診」です。「検診を受けているから大丈夫」と思い込んでいる人もいますが、子宮頸がん検診だけでは、子宮体部、卵巣のチェックまでできていません。

子宮体がん、卵巣がんを早く見つけるには?

子宮体がんが心配な人は、子宮頸がん検診時にあわせて検査を受けられます（→ 15 ページ）。卵巣がんの早期発見はむずかしく、一般的な検診は実施されていません。ただし、自費で経腟超音波検査を追加することで、早期発見に結びつくことはあります（→16 ページ）。

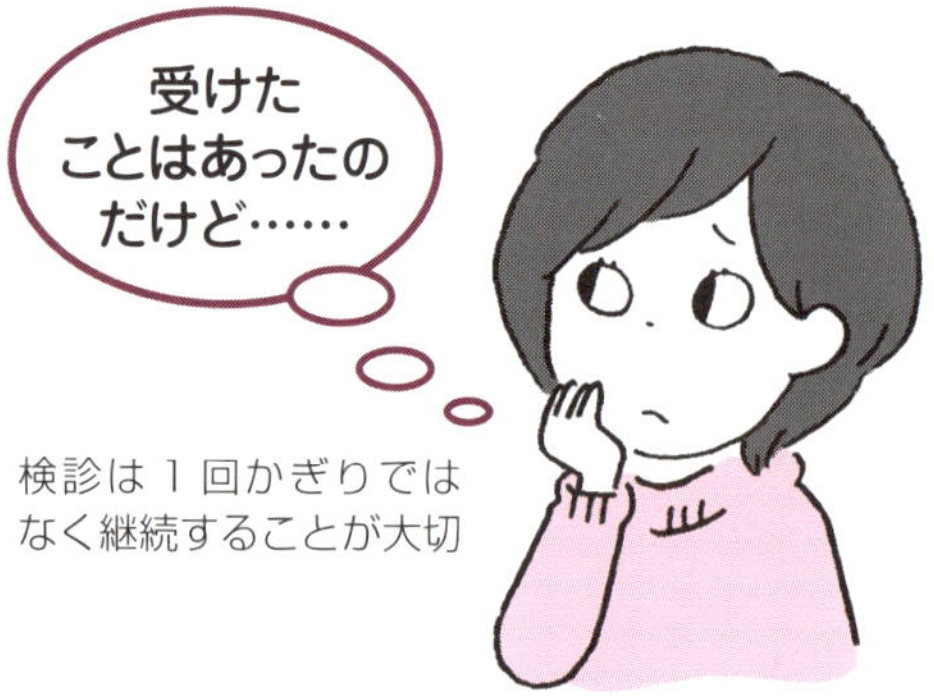
受けたことはあったのだけど……

検診は１回かぎりではなく継続することが大切

いくつになっても注意が必要

子宮や卵巣など婦人科のがんは、それぞれかかりやすい年代があります。若くても閉経を迎えたあとでも、他人事とはいえません。

▼年齢階級別がんの罹患率（2012年／全国推計値）

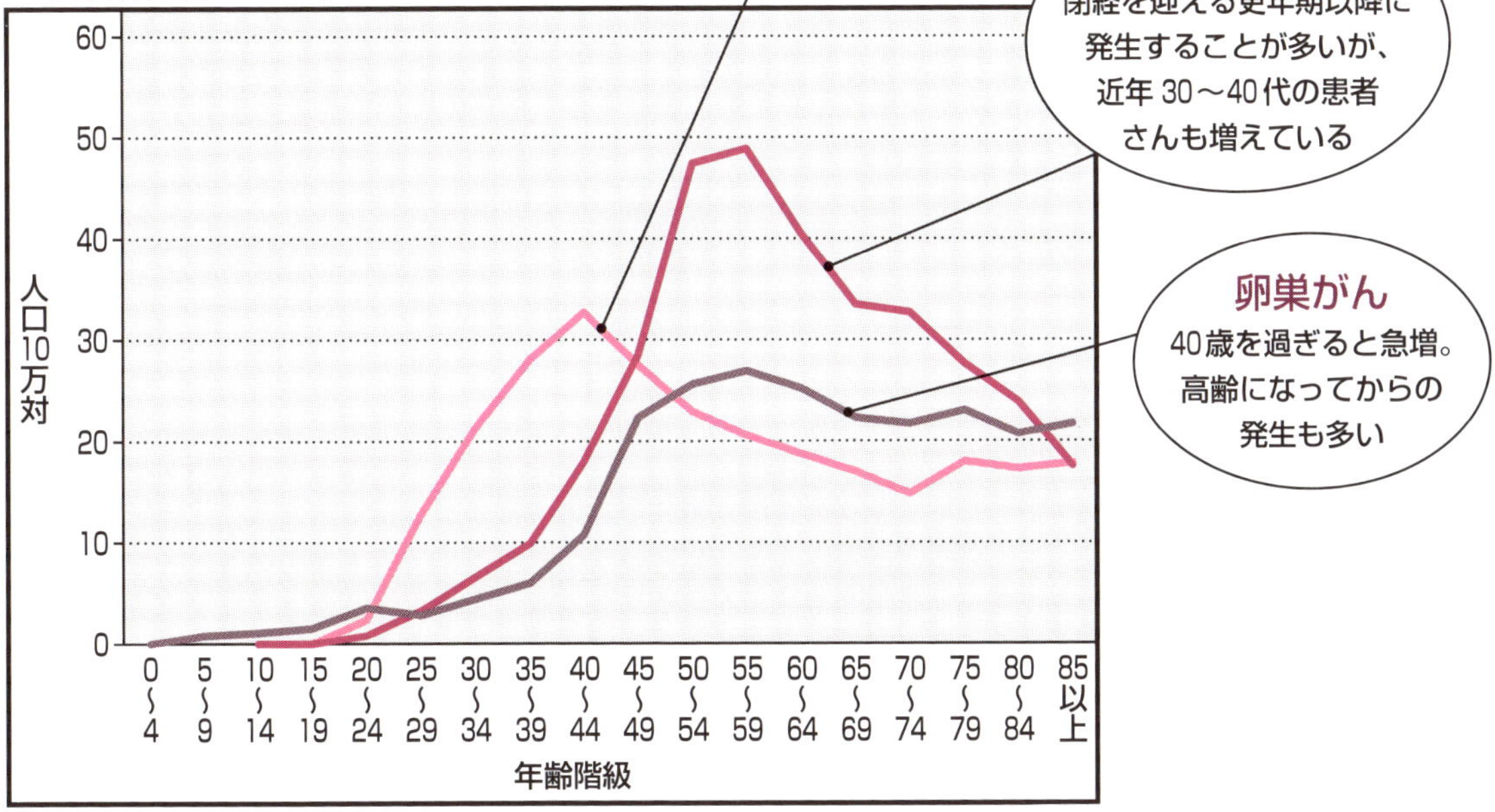
子宮頸がん
20～30代に多い。
近年、若年化が
進んでいる
子宮体がん
閉経を迎える更年期以降に
発生することが多いが、
近年30～40代の患者
さんも増えている
卵巣がん
40歳を過ぎると急増。
高齢になってからの
発生も多い
60
50
40
30
20
10
0
人口10万対
0～4
5～9
10～14
15～19
20～24
25～29
30～34
35～39
40～44
45～49
50～54
55～59
60～64
65～69
70～74
75～79
80～84
85以上
年齢階級

（国立がん研究センター　がん対策情報センターによる）

異常がなければ2年に1回、
「がん化のおそれ」を
指摘されたら
原則3ヵ月に1回、
定期的に検診を受けることが
早期発見の鍵

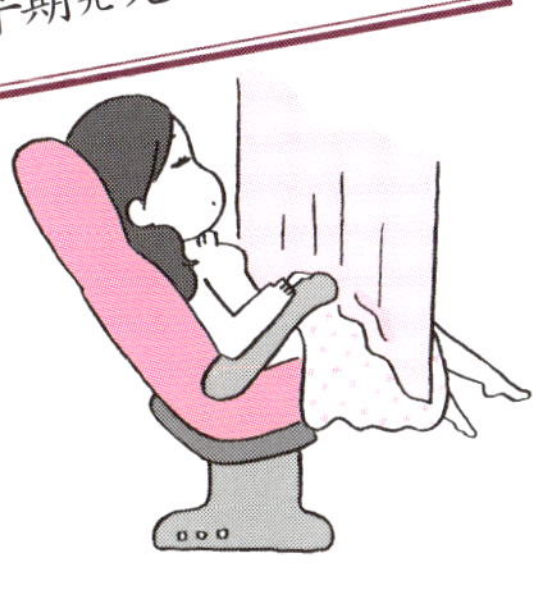

がんを早く見つけるには定期検診が欠かせない

二人に一人はがんになる時代といわれますが、健康なときは自分のこととして考えにくいものでしょう。「がん検診は不要」などという話を鵜呑みにしていた人もいるかもしれません。しかし、がんは静かに進んでいくものです。早く見つけるには、定期検診を受けるほかありません。

すでにがんの診断がついているなら、あれこれ悩んでもしかたありません。今わかってよかったと考え、治療に取り組みましょう。

子宮頸がんについて

私が子宮頸がんになったのは、パートナーのせいなの?

子宮頸がんの大半は、ウイルス感染をきっかけに生じます。性交渉を通じて広がるウイルスであることから、複雑な思いをもつ人もいるようです。

ウイルス感染ががん化のもと

子宮頸がんのほとんどは、性交渉を介して広がるウイルス感染がもとで生じます。がん化のきっかけになるウイルスはありふれたもの。だれもがかかる危険性があります。

主な原因はHPV(ヒトパピローマウイルス)に感染すること

ウイルスの大半は自然に排除され、がんには至りません。しかし、なかには排除されずに感染が続くことも。ウイルス感染をきっかけに生まれた異常な細胞が増え続けると、がんが生じます(→26ページ)。

HPVは性交渉を通じて広がる

原因となるウイルスは、男性、女性の生殖器などに存在しています。とくに子宮頸部の粘膜はウイルスが入り込みやすいところです。

8割の女性が感染する!?

性交渉の経験がある女性の8割は一生のうち一度はHPVに感染するといわれている。症状がないまま感染し排除されていることが多く、自覚症状は現れない

だれでもかかる可能性がある

性的にアクティブな人ほどウイルス感染の機会が増えるため、子宮頸がんになりやすいといわれます。しかし、一度の性交渉でも感染する可能性はありますし、なかにはウイルス感染とは関係なくがんが発生したと考えられる場合もあります。決して特別な病気ではありません。

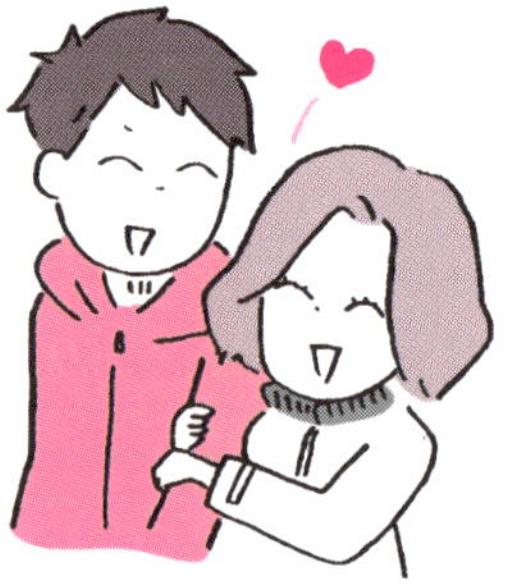

普通のカップルに生じる普通の問題

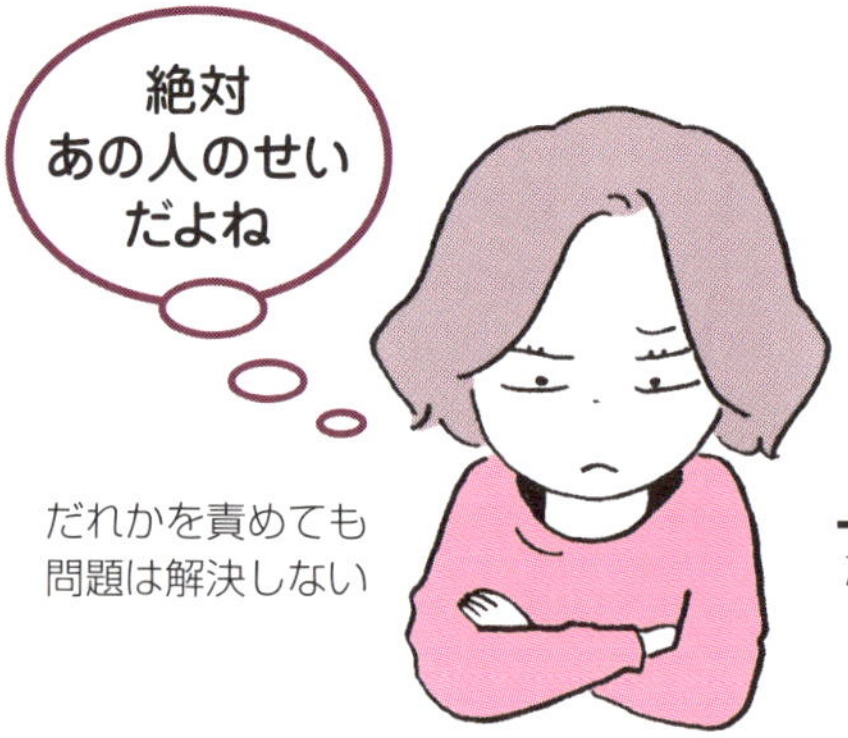

だれかを責めても問題は解決しない

「原因探し」にメリットはない

ウイルスをだれにうつされたのかと気になるかもしれませんが、これからの治療には、まったく関係がないことです。

男性側の検査はむずかしい

女性の場合、ウイルス感染が起きやすいのは子宮頸部とわかっているため検査もしやすいのですが、男性の場合、どこをどのように調べればよいか、はっきりしていません。

男性が感染しても気づきにくい

子宮頸がんを引き起こすリスクが高いHPVは、男性の陰茎がんなどの原因になることもあるといわれます。ただし、がんに結びつく確率は非常に低く、感染に気づく例はまれです。

いつ感染したかは突き止めようがない

ウイルス感染からがんが発生するまでには、数年～十数年以上の時間がかかるといわれます。感染経路を突き止めるのは至難の業です。

感染そのものに対する治療法はない

HPVに対する有効な抗ウイルス薬はなく、HPVそのものを消し去る治療法はありません。病変が生じてからの対応が重要です。

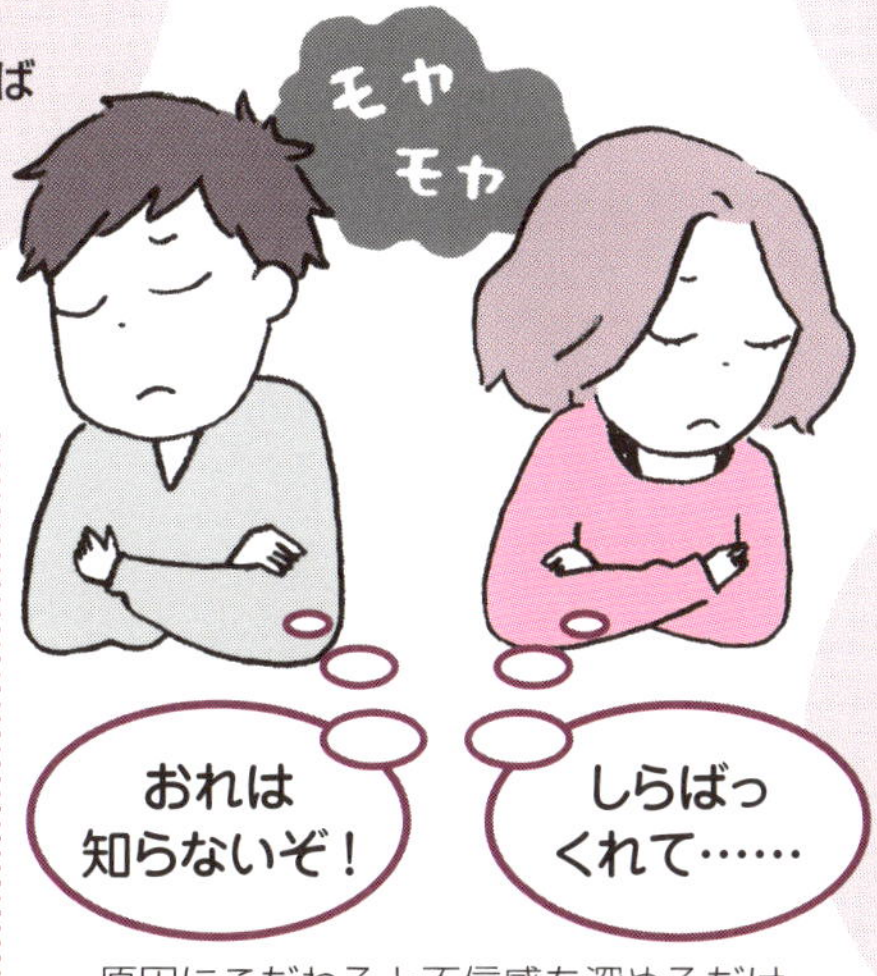

原因にこだわると不信感を深めるだけ

過去にとらわれるより、今見つかったがんや、がん化のリスクが高い状態に、どう対処していくかを知ることが大切

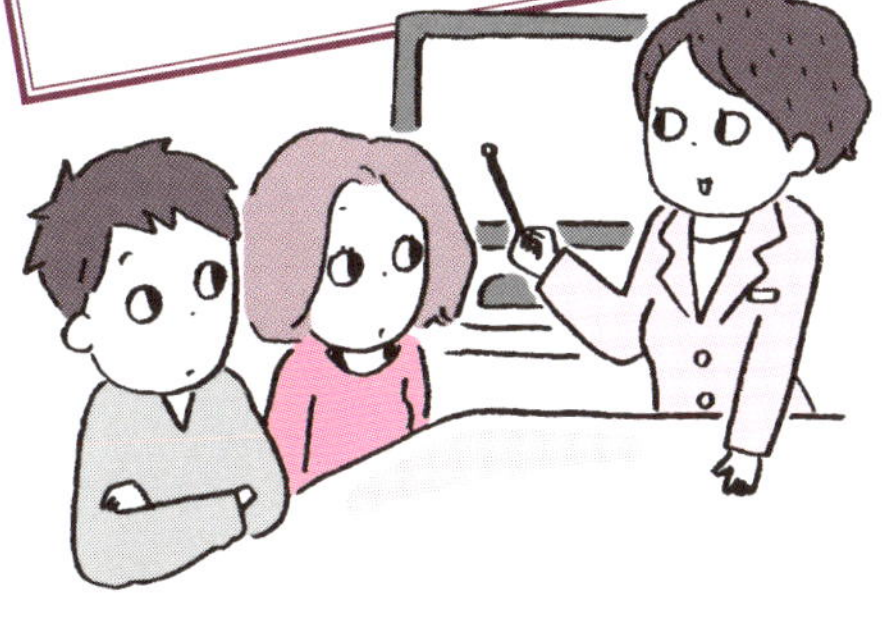

感染経路より感染後の変化を知ることが重要

子宮頸がんは、ある日突然、発生するわけではありません。ウイルス感染をきっかけに異常な細胞が生じ、だんだん増えていくという過程があります。がん化のリスクが高いとわかった場合、その時点で治療すれば発がんを防ぐことができます。

そもそものきっかけについてあれこれ悩むより、現在の状態を正しく把握し、今できる最善の策はなにかを考えていきましょう。

子宮体がんについて

子宮体がんは「中高年の病気」だと思っていました！

子宮がんのなかでも、子宮体部にできる子宮体がんは閉経後の女性に多いことが知られています。けれど「閉経前だから無関係」という思い込みは危険です。

「若いから大丈夫」とはいえない

子宮頸がんにくらべ、子宮体がんの患者さんの年齢層は高めです。しかし、近年は30～40代の患者さんも増えています。

子宮体がんのリスクが低い人

- 月経周期が28日前後で毎回、ほぼ規則正しい
- 出産後1～2年以内

子宮体がんのリスクが高い人

子宮体がんの発生には、多くの場合、女性ホルモンのひとつであるエストロゲンが深くかかわっています（→32 ページ）。ホルモンバランスの乱れは、リスクを高める要因になります。

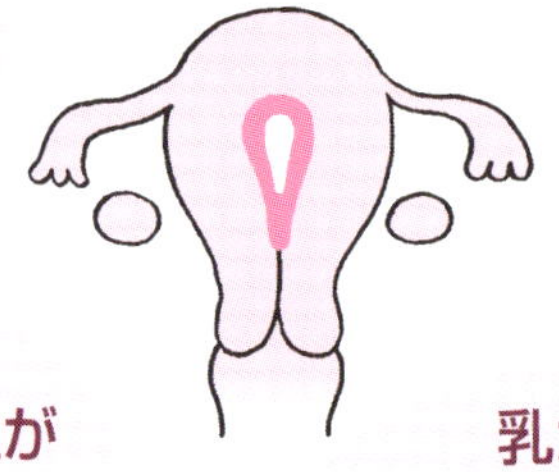

子宮体部のがんの大半は子宮内膜に発生する

月経不順

閉経前、妊娠していないのに月経が来ない月がある

不妊

不妊治療開始前の検査で子宮体がんが見つかる確率は、同年齢の女性より高い

閉経後に不正性器出血がみられる

子宮体がんが疑われる症状のひとつ

乳がんの治療でタモキシフェンを服用している

タモキシフェンはホルモン剤の一種。長く使うほど子宮体がんのリスクが高まる

エストロゲン単独のホルモン補充療法を受けている

更年期障害の治療などで、エストロゲンだけを補充している

太っている

エストロゲンは脂肪組織でもつくられる

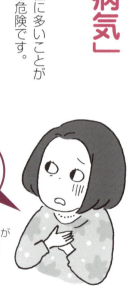

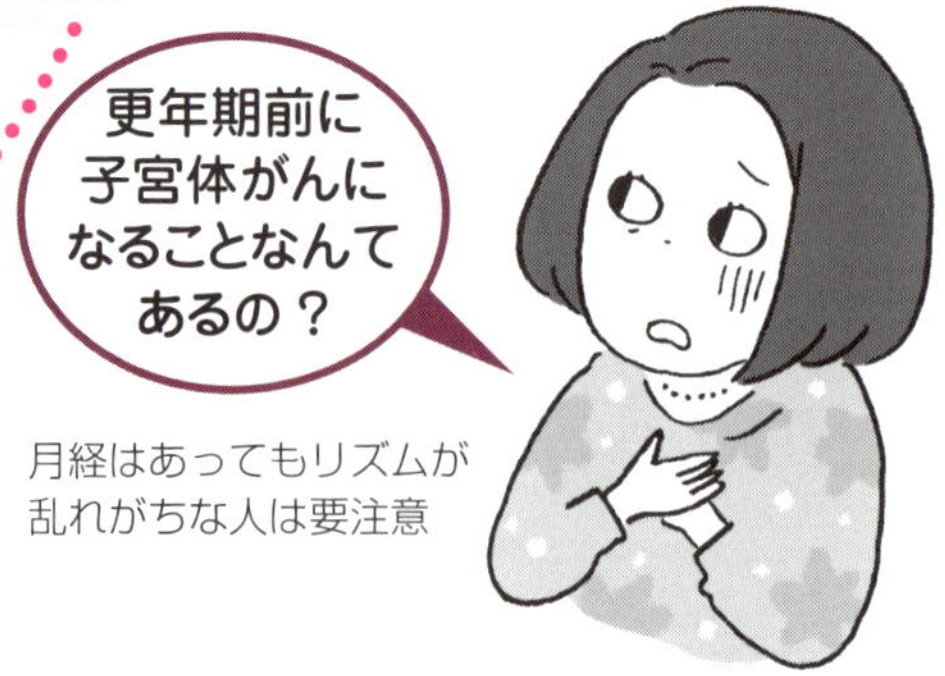

更年期前に子宮体がんになることなんてあるの？

月経はあってもリズムが乱れがちな人は要注意

子宮体がんに早く気づくためのポイント

月経期間ではないのに性器からの出血がみられる不正性器出血は、子宮体がんで起こりやすい症状です。原因を確かめておきましょう。

不正性器出血を見逃さない

閉経前後は月経周期が乱れることもあります。しかし不正性器出血を「更年期のせい」と思い込むのは危険です。早期発見の機会を遅らせてしまうことになりかねません。

少しでも不安があれば「子宮体がん検診」を受ける

月経不順がある人、閉経後の人などは、子宮頸がん検診時に申し出れば、子宮体がんの検査も受けられます。

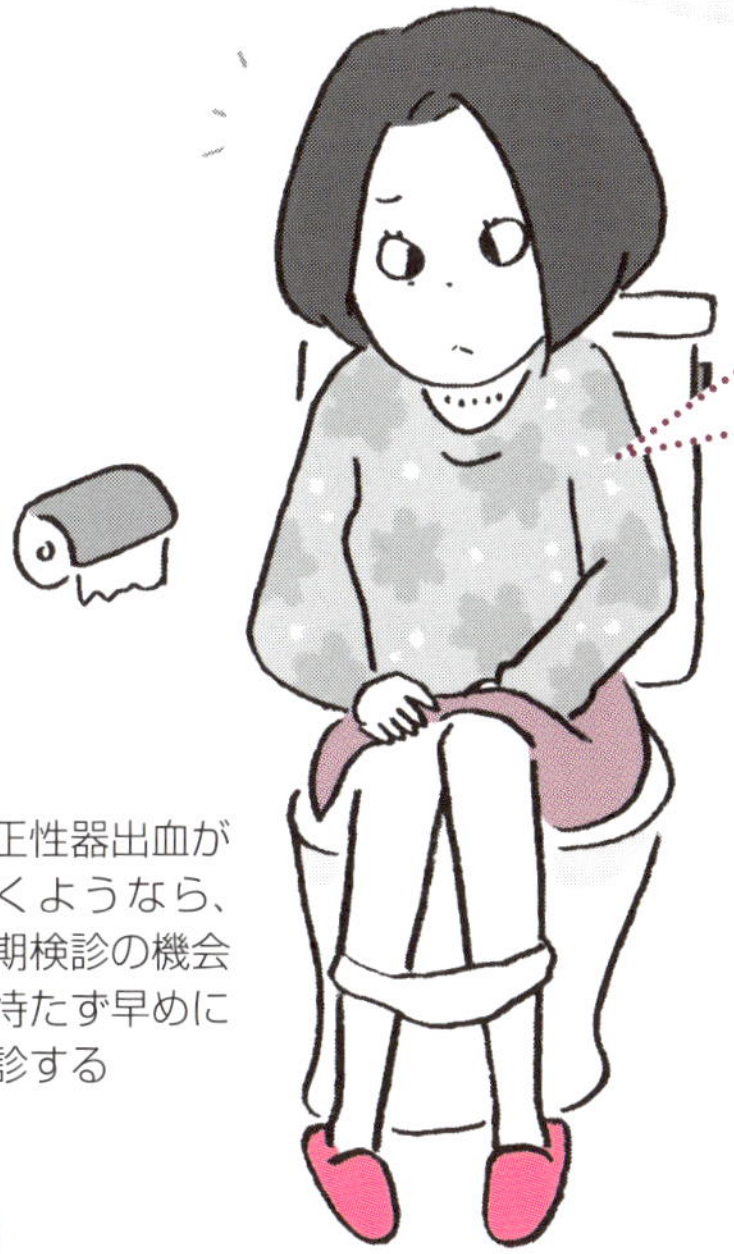

不正性器出血が続くようなら、定期検診の機会を待たず早めに受診する

家系的になりやすい人もいる

大腸がん、子宮体がんが多発する家系では、遺伝子変異ががん発生にかかわっている可能性があります。

特定の遺伝子変異がみられるリンチ症候群では、約８割が大腸がんを、女性の場合、子宮体がんも２～６割が発症します。このほか卵巣がん、胃がんなども起きやすくなります。遺伝子検査を受けておくのも備えのひとつになります（→40 ページ）。

子宮体がんは増えている

子宮体部にできるがんのほとんどは子宮内膜の組織から発生します。月経がきちんとあるうちは古くなった内膜の組織が周期的に剥《はく》落《らく》していくため、がんができるリスクは低いといえます。しかし、閉経後や、閉経前でもなんらかの原因で子宮内膜が厚くなり続けると、がんが発生するリスクが高まってしまいます。

日本では子宮体がんの患者数が増え続けています。年齢にとらわれず、危険な兆候があれば検査を受けるようにしましょう。

症状が現れてからでも遅くはない。早めに婦人科を受診し、原因を確かめておこう！

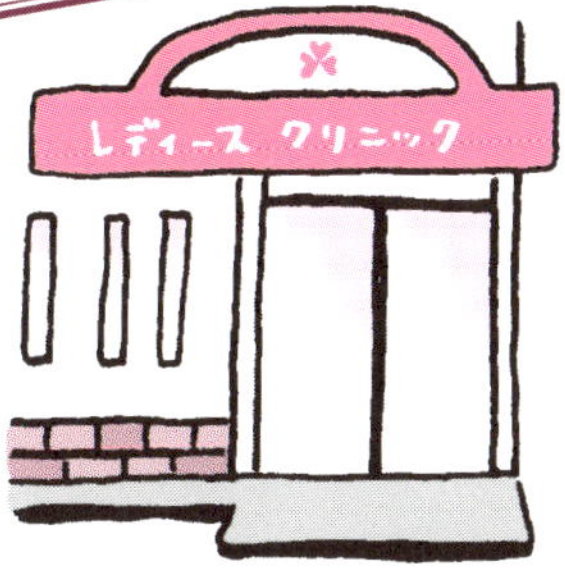

卵巣がんについて

卵巣の腫れを指摘されて以来、がんの恐怖でいっぱいです

「卵巣が腫れて大きくなっている」とわかれば不安になるのも当然ですが、多くの場合、がんの心配はありません。がんかどうかはっきりしなければ、経過をみながら対応を決めます。

腫れの中身でおおよそは判断可能

卵巣が腫れて大きくなる原因はさまざまですが、経腟超音波検査を受ければ、腫れの中身が液状のものか固形かはだいたいわかります。それにより、悪性の可能性が高いかどうか、おおよその判断はつけられます。

ホルモンの影響で卵巣が大きくなることもあるが、その場合は自然に元に戻る

液体成分

液体がたまり
卵巣がぶよぶよしている
嚢胞《のうほう》など。
悪性の心配はない

固形成分

液体成分に固形成分が
混じっている
こともある

卵巣がんの疑いがある腫れ

腫れの中身に固形成分がみられるものを充実性腫瘍といいます。その約７割は悪性腫瘍、つまり卵巣がんです。

手術で切除した組織を調べないと、悪性腫瘍かどうか確実な診断はできないこともある

卵巣の腫れの多くはがんとは無関係

卵巣が腫れる原因はさまざまで、多くはがんとは無関係です。たとえがんだったとしても、がんが卵巣内にとどまっているうちに見つかったのなら、むしろ幸運です。卵巣がんは、発生からあまり時間がたたないうちに卵巣の薄い皮を破って周囲に広がりやすいと

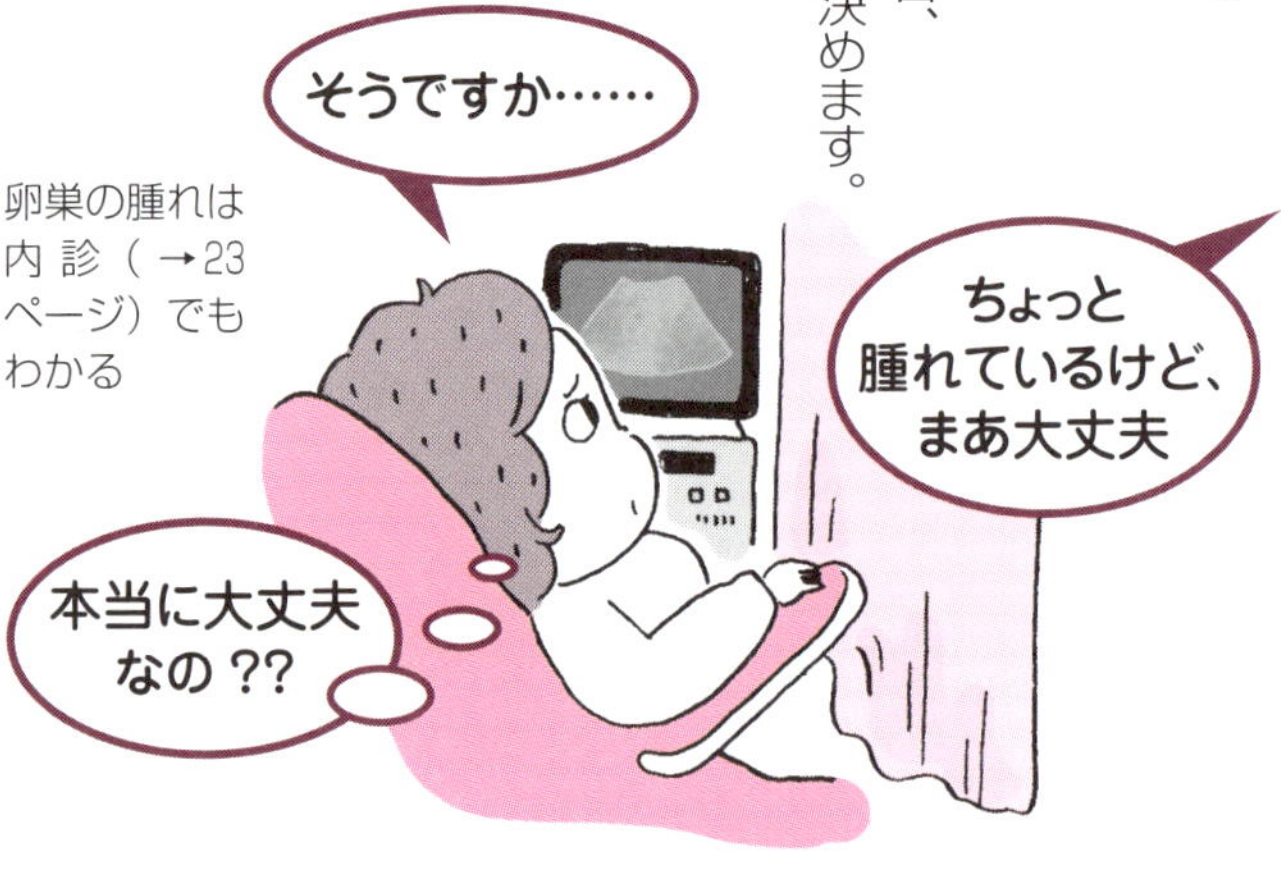
そうですか……
ちょっと腫れているけど、まあ大丈夫
本当に大丈夫なの??

卵巣の腫れは内診（→23ページ）でもわかる

卵巣がんのリスクを下げるポイント

早期発見がむずかしい卵巣がんは、がんの発生リスクを下げる取り組みが重要です。

腫れが大きくなってきたら切除を検討

卵巣は親指の先くらいの小さなもの。多くの場合、閉経後は超音波検査では確認できないくらい小さくなっていきます。5～7cm を超えるほど大きくなってきたら切除がすすめられます。

低用量ピルを使う

排卵のたびに生じる卵巣の傷は、がん発生の一因に。低用量ピルを服用して排卵を抑制することで卵巣がんのリスクは下げられます（→20 ページ）。

「チョコレート嚢胞」はがん化しやすい？

卵巣にドロッとした血液がたまった「チョコレート嚢胞」は、子宮内膜症※のひとつ。がんではありませんが、がん化することがあります。とくに年齢が高くなるほど、また嚢胞が大きくなるほどがん化の危険性が高まります。

※子宮内膜に似た組織があちこちにでき、月経周期に合わせて出血をくり返す病気

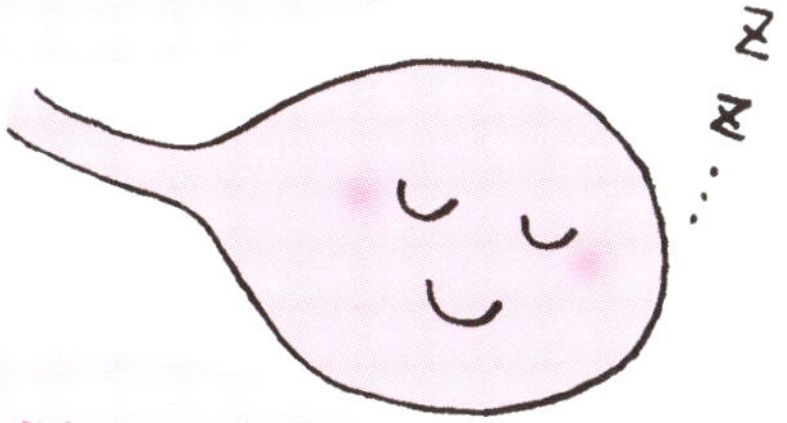

家族性の疑いがあれば遺伝子検査を受けてみる

近親者に卵巣がんの人が多い場合は、遺伝的に発がんリスクが高い可能性があります。遺伝子検査を受けたうえで、発がん前に卵巣をとってしまうのも選択肢のひとつです（→40 ページ）。

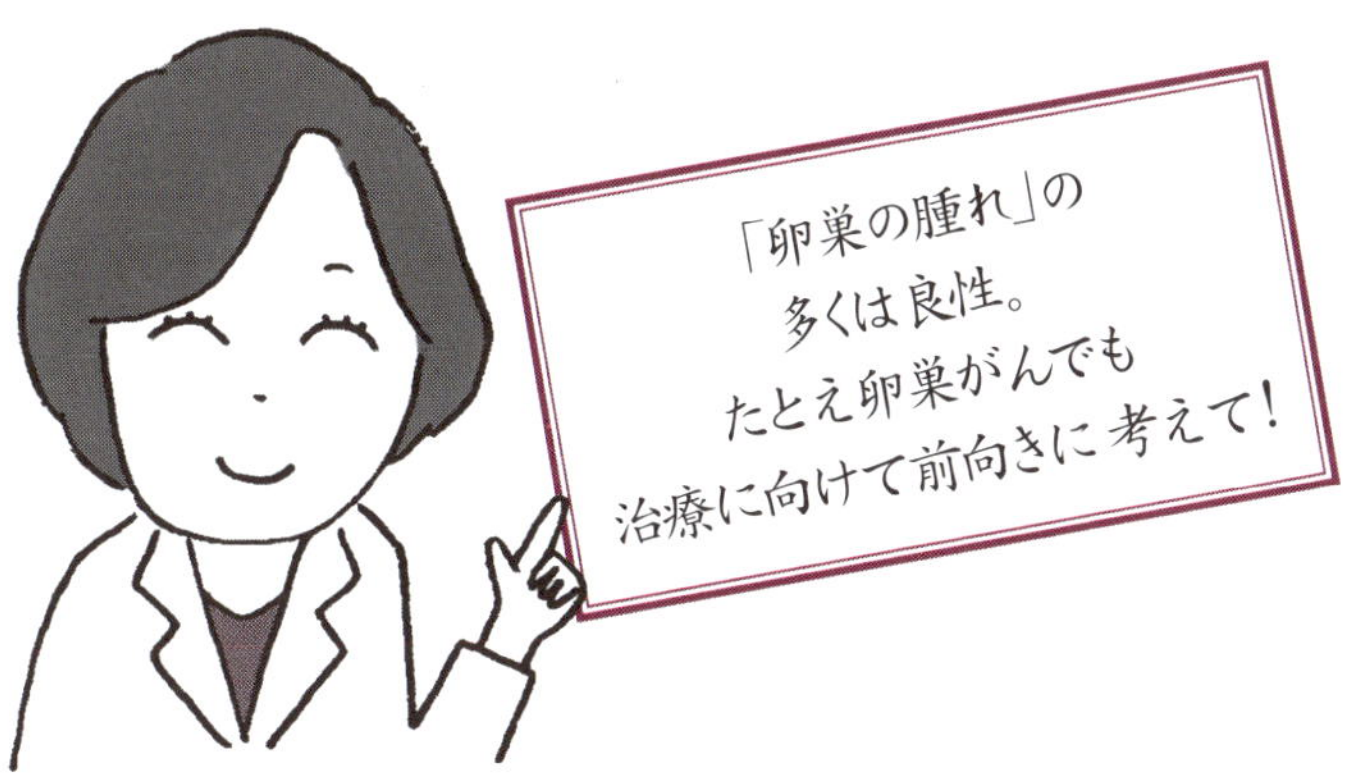
「卵巣の腫れ」の
多くは良性。
たとえ卵巣がんでも
治療に向けて前向きに考えて！

いう特徴があるからです。

　確実に卵巣がんを早期発見するために、どれくらいの頻度で検査を受ければよいのかは、はっきりしていません。ただ、リスクが高いと考えられる場合には対応法もあります。気になる症状（→22ページ）があれば、早めに受診することも大切です。

治療を前に

子宮をとる？ 抗がん剤も使う？ もっとよい治療法はあるはず！

確実にがんを治すために、子宮・卵巣を切除したり、抗がん剤を使用したりする場合もあります。治療法を決める際には冷静な判断が必要です。

子宮・卵巣を残せるかどうかはがんの状態しだい

妊娠可能な機能を妊孕性《にんようせい》といいます。閉経前の患者さんの場合、妊孕性を保つことも治療の目標のひとつになります。ただし、目標が叶えられるかどうかは、がんの状態しだいです。

子宮も卵巣も残して治療する
➡妊孕性は保てる

- がんに移行する可能性のある子宮頸部異形成
（→28 ページ）
- 子宮頸部上皮内がん
（→28、60 ページ）

子宮や卵巣を残して治療することもできなくはないが、がんの再発が起きやすくなる可能性はある

- 早期の子宮頸がん
- 子宮体がんに移行する可能性のある子宮内膜異型増殖症
（→32、34、62 ページ）
- 悪性度の低い卵巣がんで、病変が片側のみにある場合
（→38、64 ページ）

子宮（＋卵巣）を切除する必要がある
➡妊孕性は失われる

- 浸潤がみられる子宮頸がん
- ほとんどの子宮体がん
- ほとんどの卵巣がん

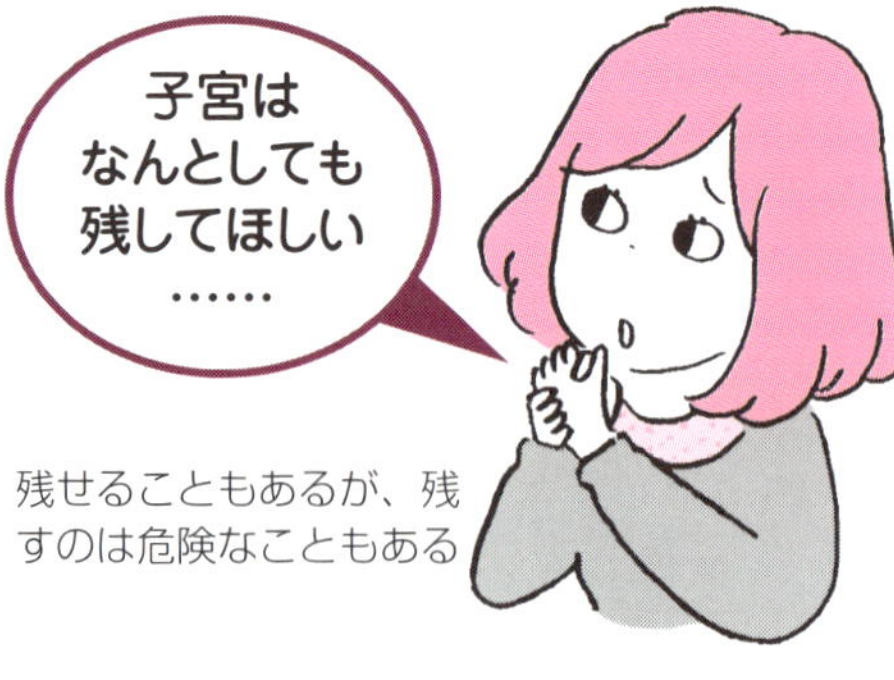

残せることもあるが、残すのは危険なこともある

標準治療が現時点ではベストの治療法

医師に提案された標準的な治療法より、もっと自分の希望に合ったよい治療法があるはずと考えたくなることもあるかもしれません。しかし、現時点でもっとも信頼性の高い治療法が「標準治療」とされていることは頭に入れておきましょう。

標準治療

数多くのデータをもとに専門家が検討を重ね、有効性や安全性のバランスのとれた治療法として学会の「お墨付き」を得た治療法。その大半は厚生労働省の認可を受け、保険も適用されます。

標準と聞くと「並」「一般的」などと思いがちですが、標準治療は科学的根拠に基づいた信頼性の高いものであり、現時点ではベストの治療法といえます。

非標準治療

効果があるという根拠に乏しい、効果があるとしてもその確率が低いなどといった理由で、標準治療とはされていない治療法。免疫療法やワクチン療法などがありますが、いずれも標準治療の代わりになるとはいえません（→57ページ）。

保険は適用されないため、高度先進医療として認められたもの以外の非標準治療を受ける際は、診察や検査の費用も全額自己負担となります。

高度先進医療

一部の非標準治療は「高度先進医療」とされています。治療にかかる費用は自己負担となりますが、診察や検査などの費用には保険の適用が認められます。

「高度」「先進」と冠されていますが、一概に標準治療より効果が高いとはいえません。技術的にむずかしい、コストが高い、実施施設がかぎられているなど、実際には選択しにくいことも少なくありません。

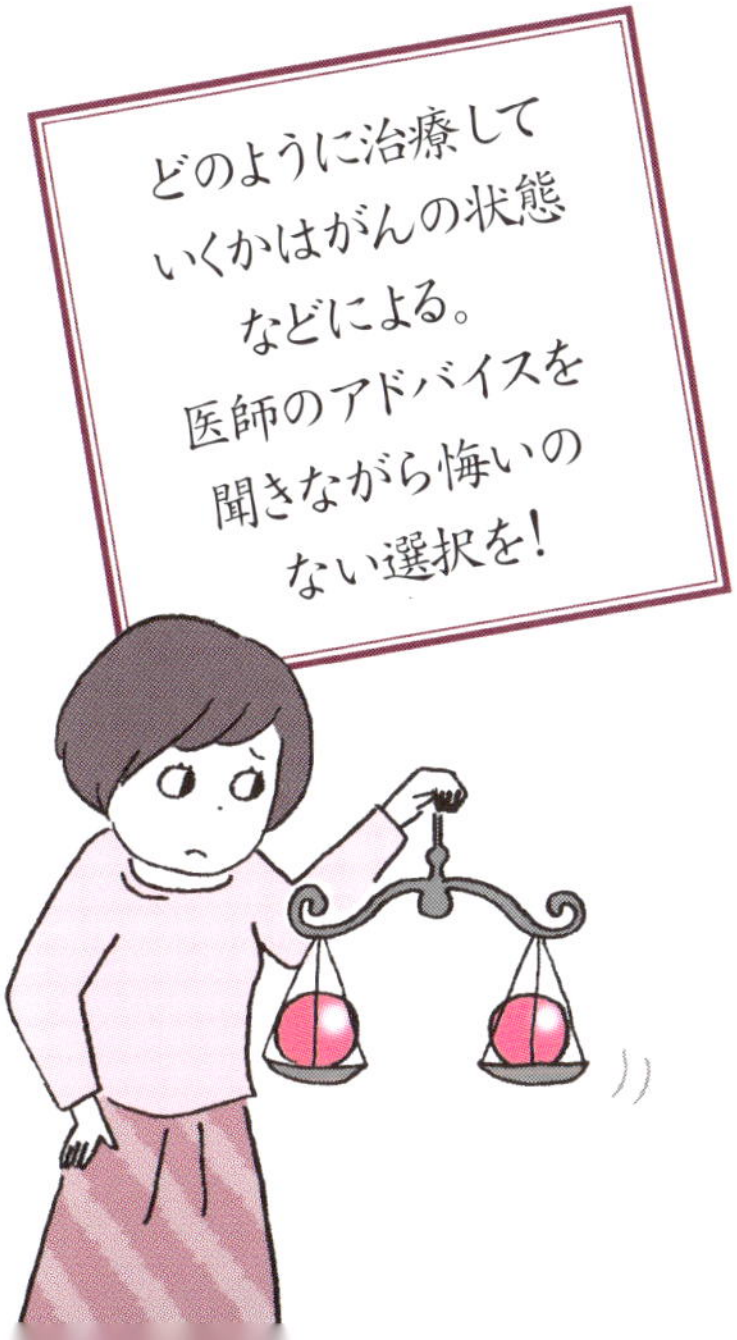
どのように治療していくかはがんの状態などによる。
医師のアドバイスを聞きながら悔いのない選択を!

がんの状態、治療法についての理解を深めよう

妊娠・出産を望んでいた場合、子宮や卵巣を残して治療したいと願う人が少なくありません。手術のほかに抗がん剤を使ったり、放射線治療を受けたりすることが必要と聞いて、「かえって体を弱らせてしまうのでは」と不安を覚える人もいるでしょう。

ただ、がんは自分が希望する方法で治せるとはかぎりません。納得して治療にのぞむためには、まずは自分のがんの状態を十分に理解すること、そのうえでどのように治療していくか、なぜその治療が必要かを知ることが大切です。

COLUMN

いいの？ 悪いの？ 低用量ピルの使用

閉経前の女性にとってはメリットが大きい

避妊薬として用いられる低用量ピルは、二種類の女性ホルモンが配合されたホルモン剤です。避妊効果が高いだけでなく、子宮体がんや卵巣がんのリスクを下げる効果もあります。子宮頸がんについては、低用量ピルを使わない人にくらべ発がん率が少し高まるという報告もありますが、これは性交渉の際にコンドームを使わなくなるためとも考えられます。日本ではあまり普及していませんが、閉経前の女性が妊娠を希望しない間に使うメリットは大きいといえます。

なお、低用量ピルは、服用しなければ自然に排卵がある人のための薬です。更年期障害や手術後の卵巣欠落症候群（↓47ページ）に対するホルモン補充療法では、さらに量を減らしたホルモン剤を使用します。

低用量ピル

エストロゲンとプロゲステロンの2種が配合されたホルモン剤。21日間服用し、その後７日間は休薬またはホルモンの含まれていない偽薬《ぎやく》を服用する。医師の処方が必要

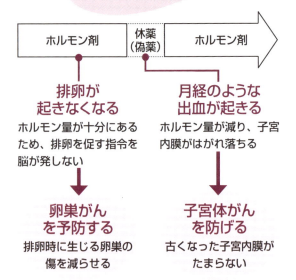

排卵が起きなくなる

ホルモン量が十分にあるため、排卵を促す指令を脳が発しない

↓

卵巣がんを予防する

排卵時に生じる卵巣の傷を減らせる

月経のような出血が起きる

ホルモン量が減り、子宮内膜がはがれ落ちる

↓

子宮体がんを防げる

古くなった子宮内膜がたまらない

子宮頸がんには悪影響？

コンドームを併用することで性交渉時のウイルス感染は予防可能

2

子宮・卵巣になにが起きている?

子宮がんといっても、頸部にできる子宮頸がんと、
体部にできる子宮体がんは別のもの。
卵巣にできる腫瘍のうち悪性のものが卵巣がんです。
自分自身のがんへの理解を深めるために
それぞれ、どんな特徴があるのかを把握しておきましょう。

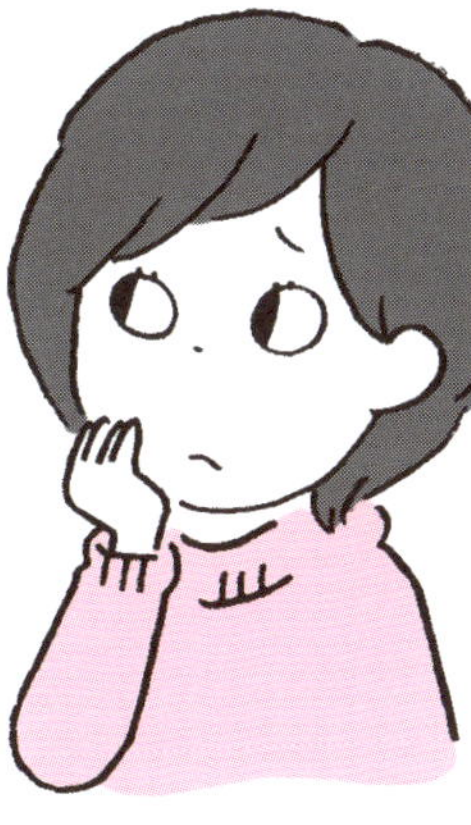

症状でチェック

気になる症状、子宮・卵巣の異変を告げるサインかも

がんが発生した部位によって、症状の現れ方や現れやすさには違うところもあります。ただし、初期には症状がないことが多いもの。「症状がないから異常なし」とはいえません。

症状があれば早めに、なくても定期的に検診を

がんは静かに発症します。症状がなくても定期検診を受けておくこと、気になる症状は放置しないことが重要です。

子宮頸がんの症状

□不正性器出血
□おりものの異常
（血が混ざっている／悪臭がする など）
□性交渉後の出血

子宮体がんの症状

□不正性器出血
□おりものの異常
（血が混ざっている／悪臭がする など）

初期には症状がないことが多い

- とくに卵巣がんはまったく自覚症状がないことがほとんど
- がんの症状は個人差が大きく、進行しても自覚症状を感じにくいこともある

卵巣がんの症状

腫瘍が大きくなったり、腹水がたまったりすると……
□おなかの張りや痛み
□下腹部のしこり

早い段階で見つかれば治療もしやすい

子宮や卵巣のがんは、定期検診でたまたま発見された人もいれば、気になる症状があって受診した結果、見つかることもあります。症状がなくても定期的に検診を受けていれば、「がんに至る一歩手前」の状態で見つけられることもあります。より早い段階で発見できれば、それだけ治療もしやすくなります。

がんを見つけるために検査を受けよう

がんの疑いがあるかどうか判断するには、「細胞診」の結果が重要です。こすりとった細胞を調べ、異常な細胞が含まれていないかを確認します。

問診に備えて事前に確認しておこう

□症状の有無（あれば具体的に）
□最終月経（○月○日から○日間）
□月経が始まった年齢（閉経後なら閉経時の年齢）
□月経の周期・日数・量・月経痛の状態など
□妊娠・出産・流産などの経験
□アレルギーの有無やこれまでにかかった病気
□近親者のだれが、どんながんにかかったか

視診

肉眼で子宮頸部を観察。出血の有無、おりものの状態、病変の状態をみる

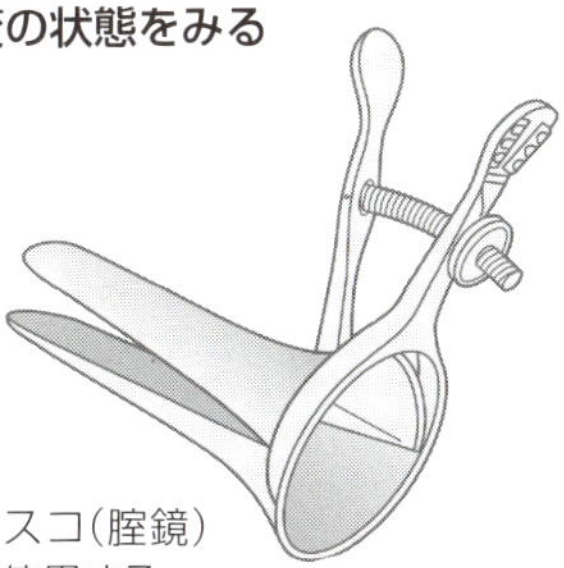

クスコ（腟鏡）を使用する

経腟超音波検査

腟に超音波を発振する装置を入れ、画像で子宮や卵巣の様子を確認する

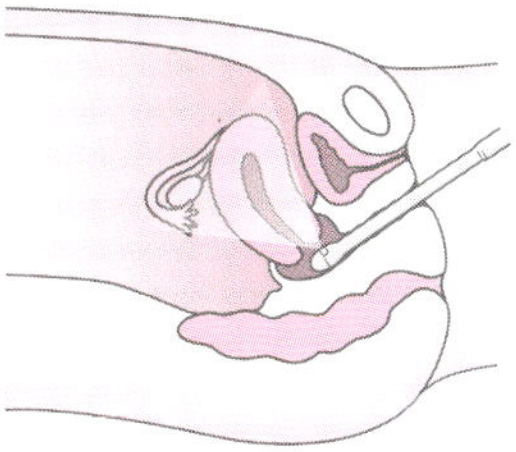

細胞診がおこなえない卵巣の様子を把握するのに有用

内診

腟から入れた指とおなかを押さえる手の感覚から、子宮や卵巣の大きさや硬さ、動きやすさを確かめる。異常があれば肛門から指を入れ、病変の広がりを確認することもある

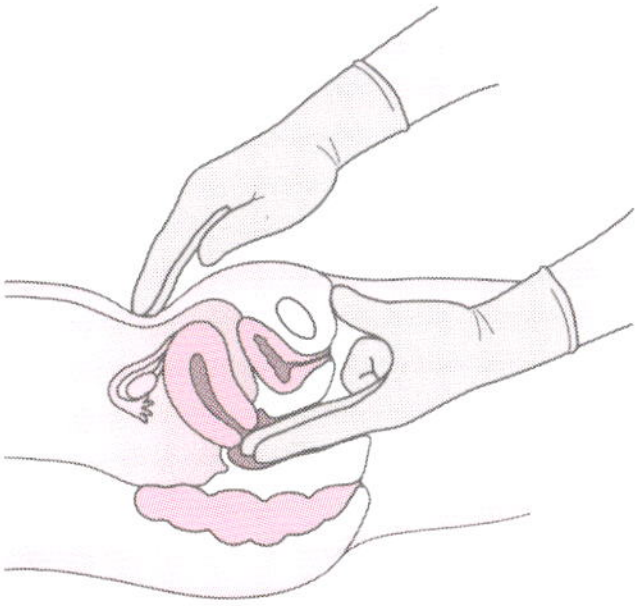

内診は婦人科医がおこなう基本的な診察方法

細胞診

腟から検査用の綿棒やブラシを入れ、こすりとった子宮内の細胞を染色し、顕微鏡でがん細胞の有無を確認する。卵巣は体の奥にあるため、細胞診はおこなえない

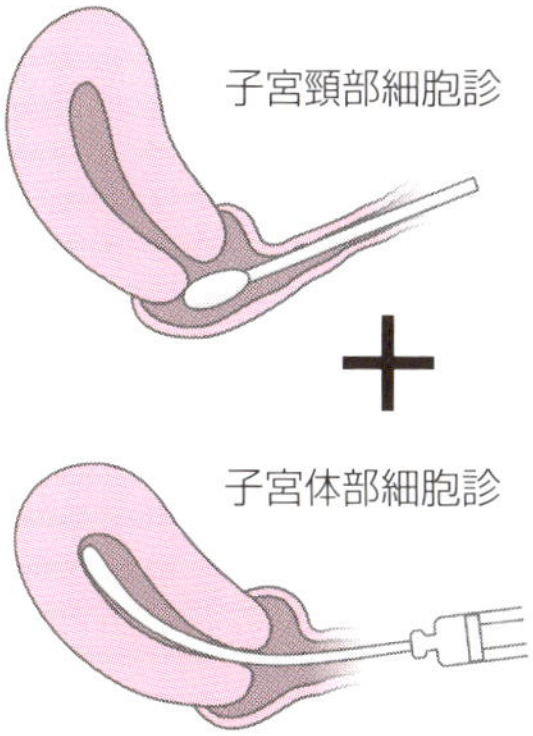

いずれも痛みはほとんどない

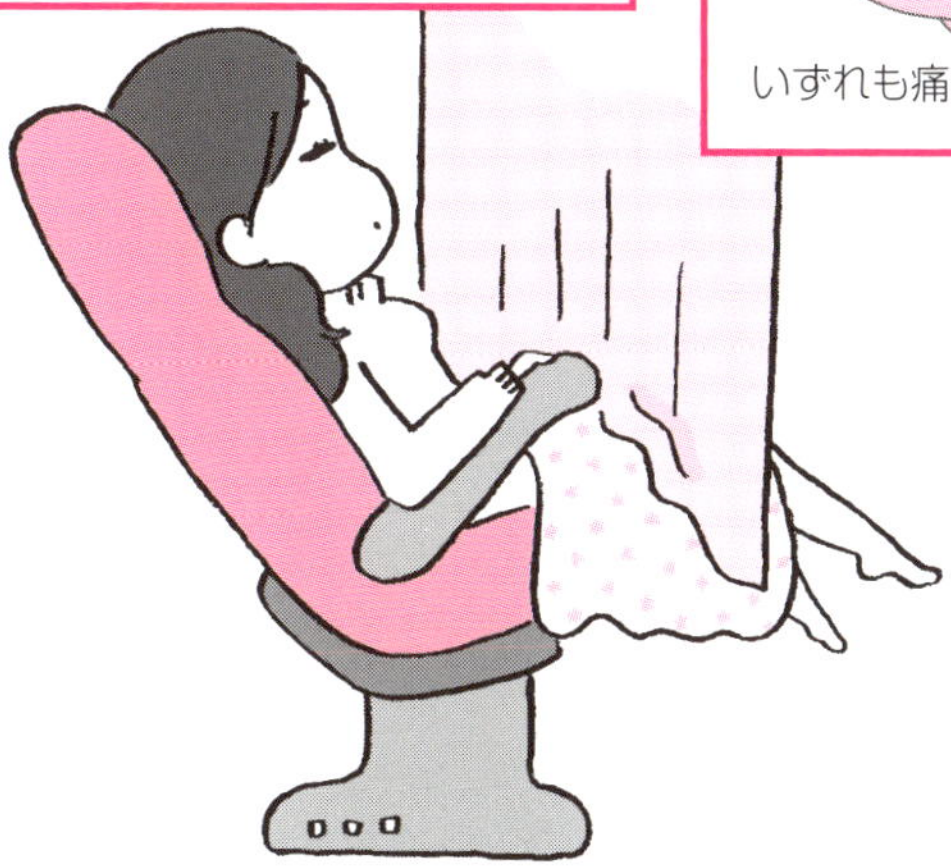

検査でチェック

検診で「異常あり」なら詳しい検査で状態を確認

内診や細胞診で異常が認められたからといって、がんと決まったわけではありません。がんかどうかを診断するには、病変の組織を調べることが必要です。

各種の検査で診断を確定する

がんの疑いがあれば、病変の一部を切り取って詳しく調べる組織診をします。卵巣は組織を採取することがむずかしいため、画像検査などで悪性が疑われるかどうかを確認します。

子宮体がん

細胞診
（→23ページ）

↓

組織診
キュレットという専用の鉗子を用いて子宮内膜を数ヵ所切除する

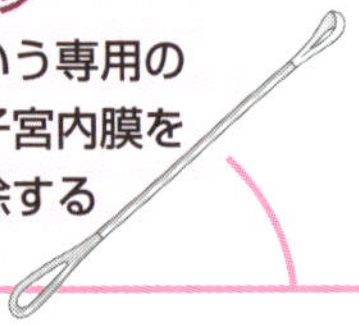

内膜すべてをかき出して調べることも
組織診でがん細胞が見つからない場合には、全身麻酔をして子宮内膜全面掻爬《そうは》をおこない、子宮内膜すべての組織を調べることもある。１～２泊の入院が必要

↓

がんかどうか、がんの一歩手前の子宮内膜異型増殖症かどうか、診断がつく

子宮頸がん

細胞診
（→23ページ）

↓

コルポスコピー
専用の拡大鏡で観察。子宮頸部に酢酸《さくさん》をつけると病変がさらに鮮明に見える

↓

組織診
コルポスコピーで観察しながら、専用の鉗子《かんし》でがんが疑われる部位の一部を切除する

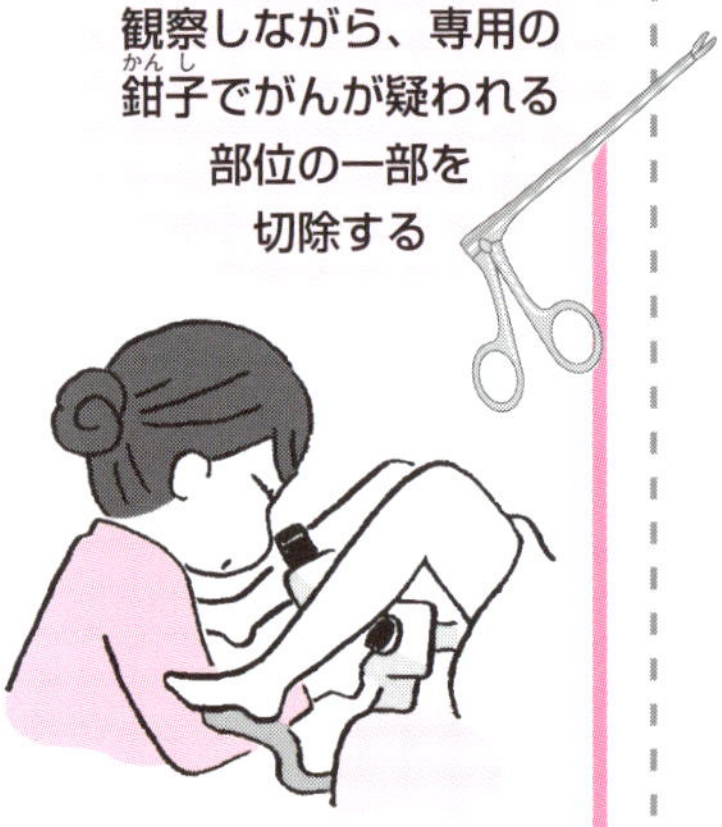

↓

がんかどうか、がんではないが異常な細胞がみられる異形成の状態かどうか、診断がつく

画像検査でがんの広がりを確認

がんと診断された場合には、がんがどこまで広がっているかの確認が必要です。

MRI

磁場を利用した画像検査。がんがどれくらい広がっているかなどの診断に有用。狭いドームのなかで15分程度じっとしている必要がある。撮影前に造影剤を注射することもある

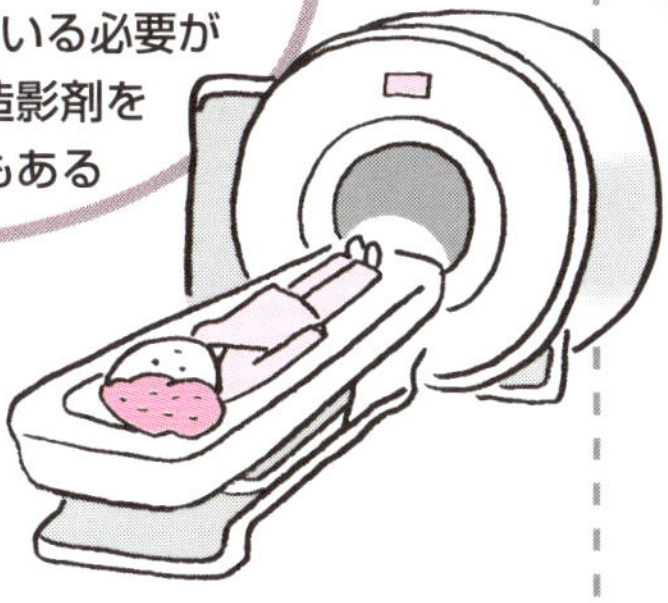

CT

エックス線を用いた画像検査。短時間で広い範囲を撮影できる

PET-CT

がんは分裂・増殖の際に多量の糖を使う。糖に放射性同位元素をつけた薬を点滴すると、がんのある部位は糖が集まり染まって見えるため、がんの全身への広がりを一度に評価できる

卵巣がん

内診／経腟超音波検査
（→23ページ）

↓

MRI
卵巣腫瘍の中身がなにか、悪性の可能性が高いかどうかを調べるのに有用

腫瘍マーカー
がんなどの異常があると増える特有の物質の量を血液検査で確認する
（→87ページ）

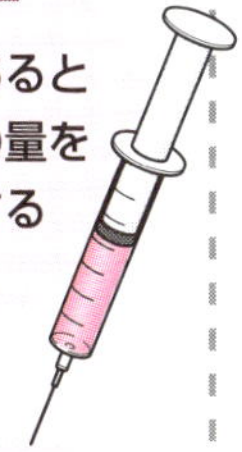

↓

卵巣の腫瘍（→36ページ）が良性のものか悪性のものか、おおよその診断はつけられるが、確実な診断には卵巣を摘出して組織を調べる必要がある

診断が確定するまで少し時間がかかる

細胞診で異常な細胞が見つかったら、さらに詳しく検査します。明らかにがんとみられる場合でも、がんがどれくらい深く浸潤しているか、どれくらい広がっているか確認するために組織診や画像検査が必要です。

組織診は出血や痛みを伴うこともありますが、子宮頸部でも体部でも二～三ヵ所程度の採取であれば麻酔はせず外来で実施します。

細胞診や組織診は、検査を受けてから結果が出るまでにそれぞれ一～二週間ほどかかります。診断がはっきりしない間は不安も募りがちですが、適切な対応を考えるには状態を正しく把握することが必要です。落ち着いて結果を待ちましょう。

子宮頸がん①

ウイルス感染に別の要因が重なって発症する

子宮頸がんはウイルス感染が主な原因とされますが、感染した人すべてががんを発症するわけではありません。

がん化はゆっくり進んでいく

子宮頸がんは、多くの場合いきなり発症するわけではなく、長い年月をかけてがん化していきます。

HPVに感染する

性交渉を通じてHPV（ヒトパピローマウイルス）が子宮頸部に入り込む

↓

多くは自然に排除される

体に備わっている免疫の働きで大半のウイルスは自然に消える

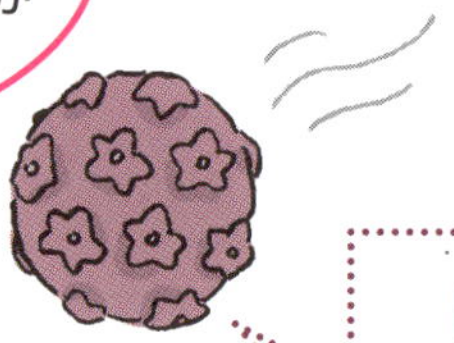

HPVの仲間は200種類以上

HPVにはいくつもの型があります。すべてのHPVが子宮頸がんに結びつくわけではありません。性器にいぼができる尖圭《せんけい》コンジローマの原因になるウイルスもHPVの仲間ですが、がん化のおそれはありません。

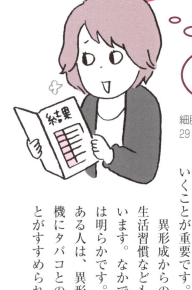

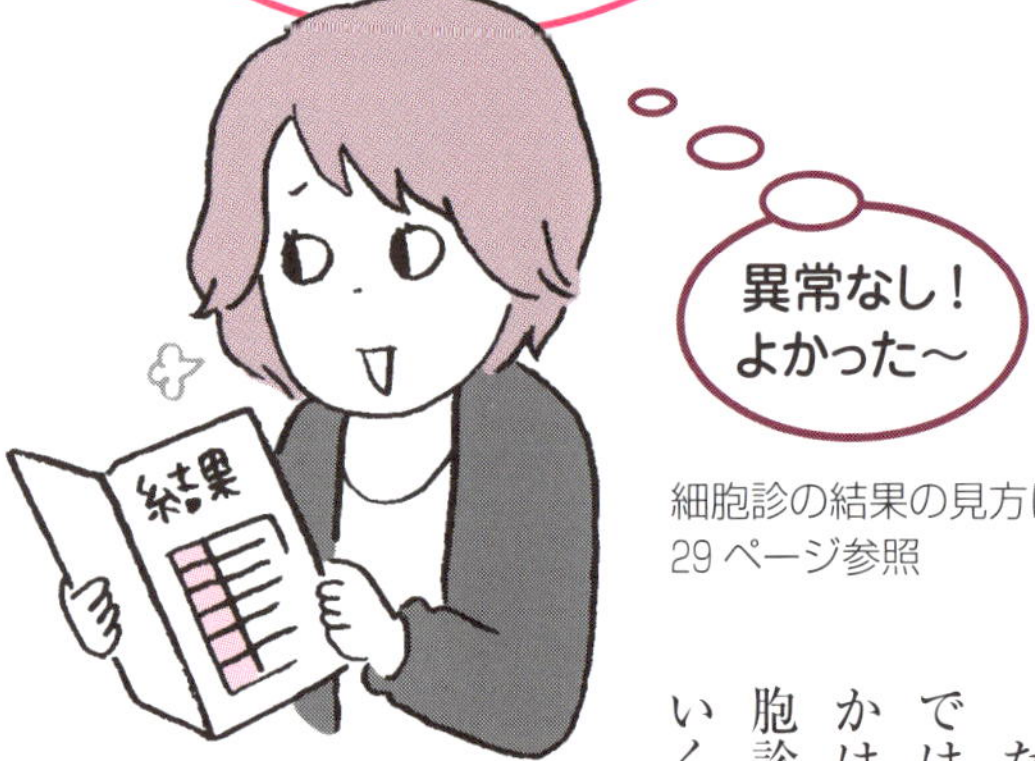

細胞診の結果の見方については29ページ参照

異形成の多くは自然に治ってしまう

子宮頸がん検診で多く見つかる異常の多くは「異形成」です。子宮頸がんの多くは異形成を経て発生しますが、異形成の大半はがん化せず、自然に治っていきます。

ただ、異形成と診断された時点では、自然に治るか、がん化するかは判断できません。定期的に細胞診を重ねて、状態の変化をみていくことが重要です。

異形成からのがん化には生活習慣などもかかわっています。なかでも喫煙の害は明らかです。喫煙習慣がある人は、異形成の診断を機にタバコとの縁を断つことがすすめられます。

HPV検査で がん化リスクの予想も可能

子宮頸がんの発生にかかわるHPVの型は、10種類程度とされています。異形成と診断された場合、腟の粘液を採取して感染したHPVの型を調べることで、がん化のリスクの高さを予想することも可能です。がん化のリスクがわかれば、定期検診の頻度を決めたり、治療の必要性などを判断したりする助けになります。

リスクが非常に高い	リスクがある
16型、18型	33型、52型、58型など

ワクチン接種で一部のHPVに対する抵抗力はつけられる

性交渉を経験する前に子宮頸がんワクチンを接種することで、がん化リスクの高いHPV16型、18型の感染を防ぐことは可能です。ただし、すべてのHPV感染を防げるわけではないので、ワクチンを接種している場合でも定期検診は必要です。

異型細胞が現れる（子宮頸部異形成）

ウイルスが排除されずに感染が持続すると、正常な細胞とは形状の異なる異型細胞が現れる。この状態を「異形成」という。異形成の程度が軽ければ自然に元に戻る可能性が高いが、喫煙などの影響が加わるとがん化が促される

喫煙など

異型細胞の割合が増えるにしたがい、自然に治る可能性は減る

子宮頸がんが発生

上皮内がん、浸潤がみられるがんへと進み、後戻りできなくなる

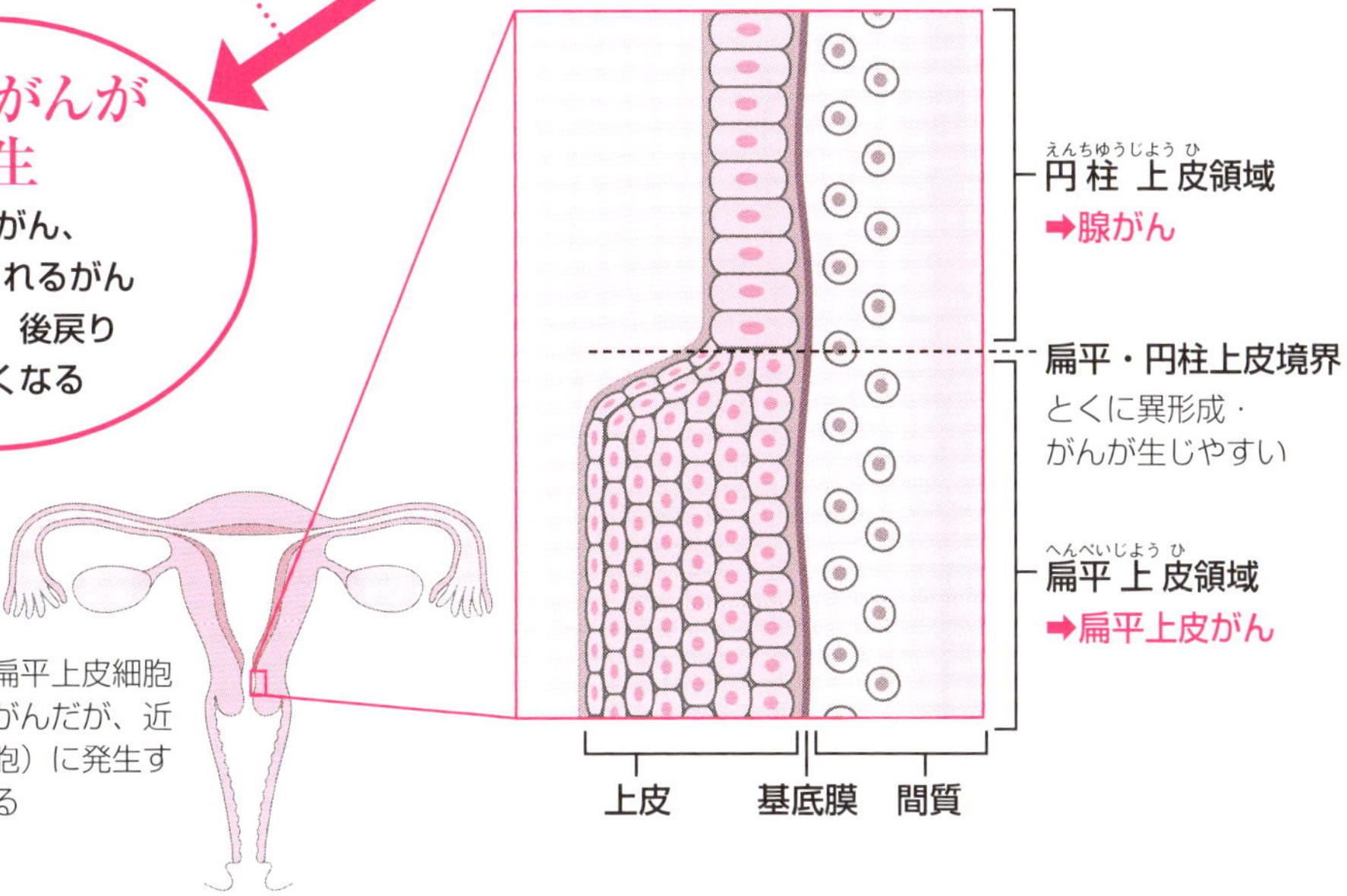

円柱上《えんちゅうじょう》皮《ひ》領域
➡腺がん
扁平・円柱上皮境界
とくに異形成・がんが生じやすい
扁平上《へんぺいじょう》皮《ひ》領域
➡扁平上皮がん
上皮
基底膜
間質

子宮頸がんの多くは扁平上皮細胞に発生する扁平上皮がんだが、近年、円柱上皮（腺細胞）に発生する腺がんも増えている

子宮頸がん②

子宮頸部異形成はがんではないが治療を要することも

細胞診で「異形成」とされる状態は、がんではありません。しかし、異型細胞の割合が非常に高くなっている場合は要注意。がん化する危険性が高いため、治療が必要です。

定期的な細胞診で変化を見守る

子宮頸部異形成とわかったら、三ヵ月に一回程度、細胞診を受けて変化を見守り、今後の対応を決めます。

軽度、中等度異形成の状態が続いてもとくに問題はなく、自然に異型細胞が消えてしまうこともあります。しかし、高度異形成の状態に進むと正常な状態に戻る可能性は低くなります。がん化を防ぐための治療が必要です。

程度によってがん化リスクは違う

子宮頸部を覆う上皮のうち、扁平上皮は異形成の程度は大きく３つに分けられます。程度が高くなるほどがん化のリスクは高まります。

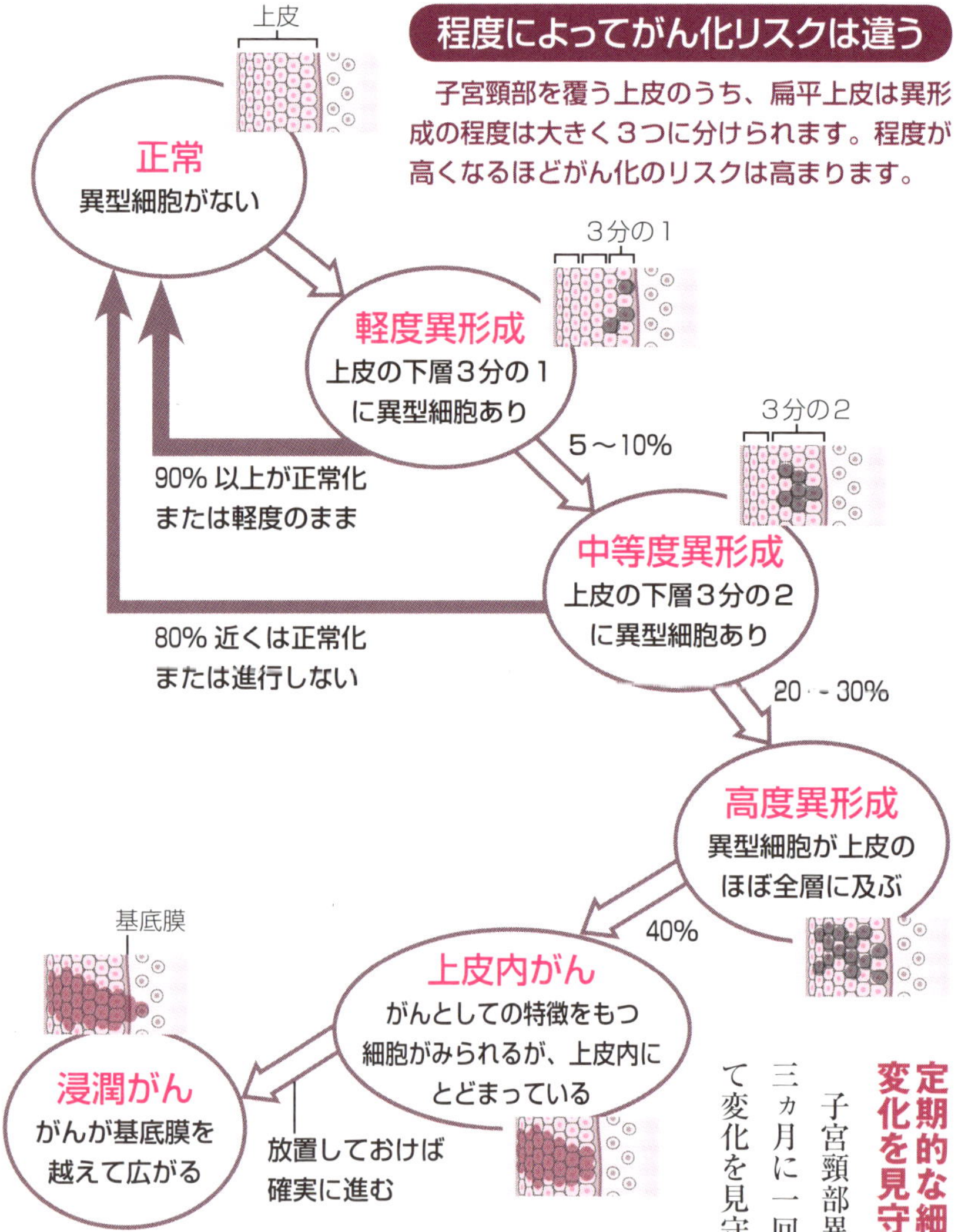

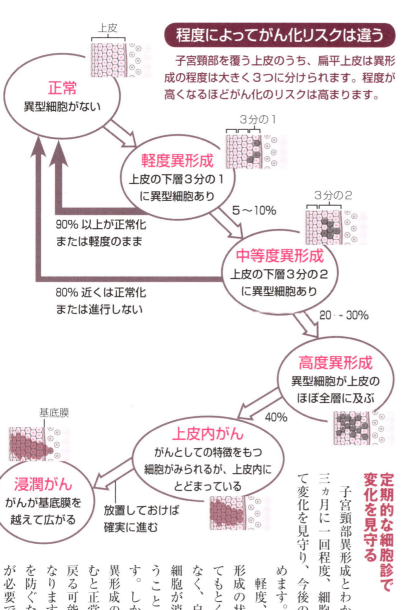

細胞診の結果のとらえ方

現在、医療機関では子宮頸部細胞診の結果をベセスダシステムという方法で分類していますが、患者さんへの説明にはクラス分類を用いることもあります。

ベセスダシステム

軽度・中等度・高度という分け方だけでなく、異型細胞の状態でも分類する。ASC-USとされた場合、ウイルスの型を調べる検査には保険が適用される

扁平上皮系

- NILM 陰性
- LSIL 軽度異形成
- HSIL 中等度~高度異形成、上皮内がん
- SCC 扁平上皮がん
- ASC-US 意義不明な異型扁平上皮細胞
- ASC-H HSILを排除できない異型扁平上皮細胞

腺細胞系

- NILM 陰性
- AGC 腺異型または腺がん疑い
- AIS 上皮内腺がん
- 腺がん／その他の悪性腫瘍

クラス分類

旧来の分類法。ローマ数字で示されるが、がんの進行期（→30ページ）とはまったく別の基準

- I 正常
- II ほぼ正常
- IIIa 軽度~中度異形成
- IIIb 高度異形成
- IV 上皮内がん
- V 浸潤がんの疑い

- 異常なし。1~2年に1回の細胞診
- コルポスコピー・組織診などの結果しだいで、治療または3ヵ月に1回程度の細胞診
- 明らかながん。治療が必要

高度異形成の治療

細胞診ではがん細胞がみられず、高度異形成と診断されていても、手術で切除した病変の組織を調べるとがん細胞が見つかることもあります。この場合、診断は上皮内がんと改められます。

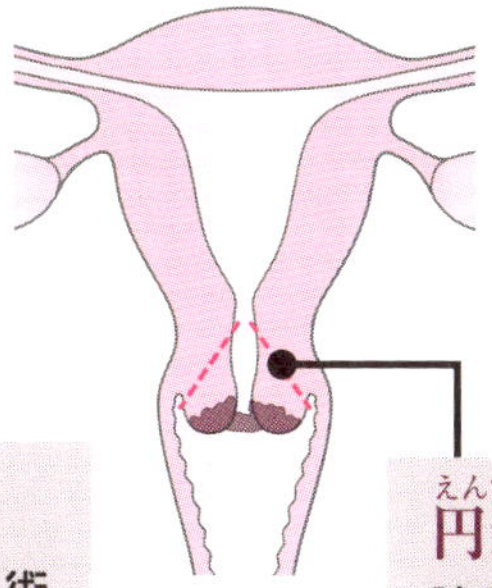

単純子宮全摘術

子宮体部に近い奥まったところに病変がある場合は経過観察がむずかしい。閉経後なら子宮全体を摘出することが多い

レーザー蒸散術

病変をレーザーで焼き飛ばす。術後に組織検査ができないため、正確な診断がつかない

円錐切除術《えんすいせつじょじゅつ》

膣からメスを入れ、子宮口のみを円錐形にくり抜く。子宮は温存でき、子宮頸部の形も約6週間で元に戻る

子宮頸がん③

進行とともにがんが子宮頸部を越えて広がる

上皮に発生した子宮頸がんが基底膜を越えてどこまで広がっているかで、進行期は大きく四つに分けられます。発見・治療が遅れれば、がんは子宮頸部を越えて広がっていきます。

以前は「0期」といわれた上皮内がん

がんが上皮内にとどまっている場合、高度異形成と同じように治療します（→29ページ）。病巣が完全になくなれば転移・再発を起こす危険性はまずなく、現在はがんの進行期から外されています。

子宮頸がんの進行期

がんの進行期は一般にⅠ～Ⅳまでのローマ数字で示されます。初期がんといえるのはⅠA期までです。

Ⅰ期 がんが子宮頸部にとどまる

ⅠA がんが上皮を越え基底膜へと広がっているが5mm以内。がんは小さく、摘出した組織を顕微鏡で調べてわかる程度

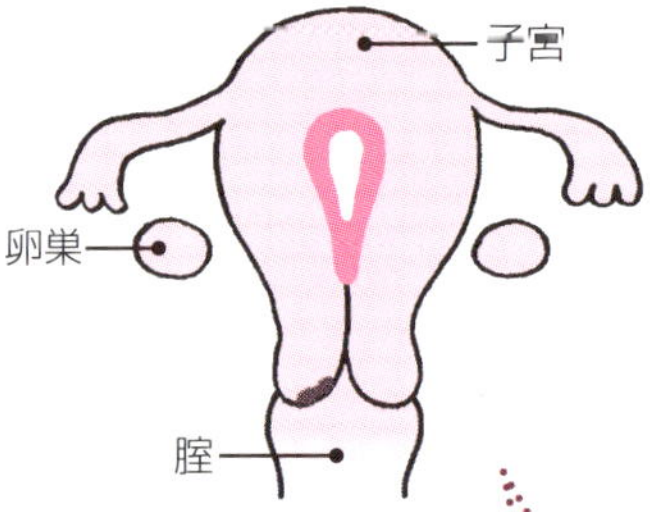

ⅠB 基底膜から5mmを超えているが、子宮頸部以外には広がっていない。肉眼で確認でき、MRIでも映る。がんの大きさが4cm以内ならⅠB1期、4cmを超えていればⅠB2期

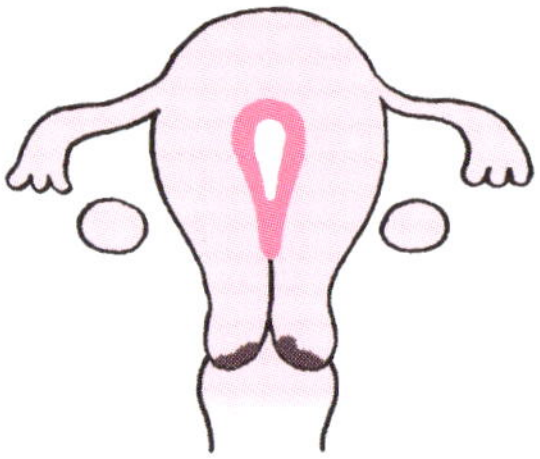

ⅠA1期か、ⅠA2期かで治療方針が変わる

浸潤の程度でさらに2段階に分けられます。浸潤がわずかなⅠA1期なら円錐切除術（→29ページ）での治療が可能なこともあります。

ごく初期の段階で見つかる人が多い

子宮の入り口近くに発生する子宮頸がんは、比較的発見しやすいがんです。実際、浸潤がみられるⅠ期以降の状態で発見されるより、高度異形成や上皮内がんの段階で見つかることのほうがずっと多く、定期的に検診を受けているかぎり早期発見は十分に可能です。

ただ、五〇代以上になるとⅡ期

Ⅱ期 腟の上部や子宮を支える靭帯《じんたい》に広がる

ⅡA がんが腟の上3分の2まで広がっている。がんの大きさが4cm以内ならⅡA 1期、4cmを超えていればⅡA 2期

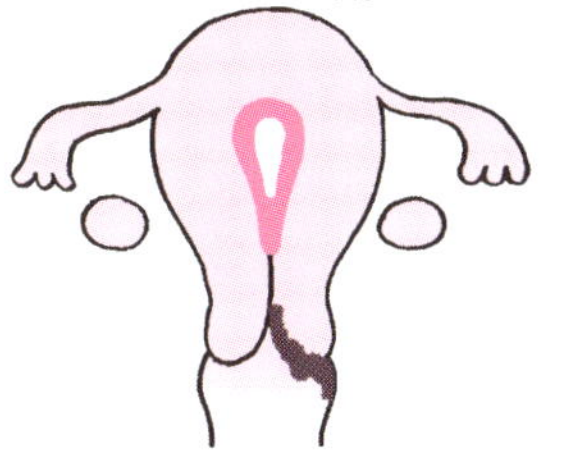

ⅡB 子宮を支える靭帯（子宮傍《しきゅうぼう》組織《そしき》）まで広がっているが、骨盤壁までは達していない

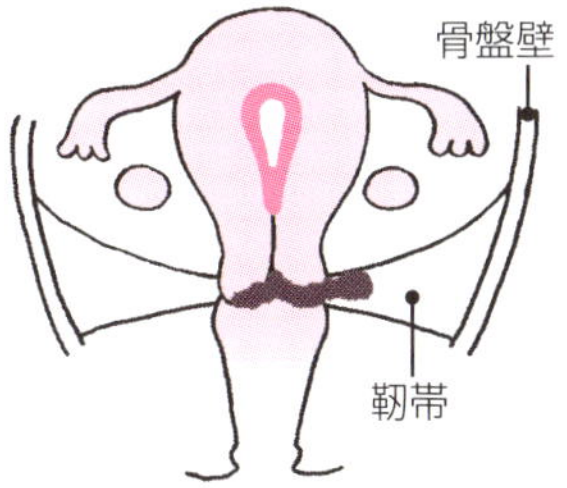
骨盤壁
靭帯

Ⅲ期 腟の下部や骨盤壁までがんが拡大

ⅢA 腟の下3分の1までがんが広がっている

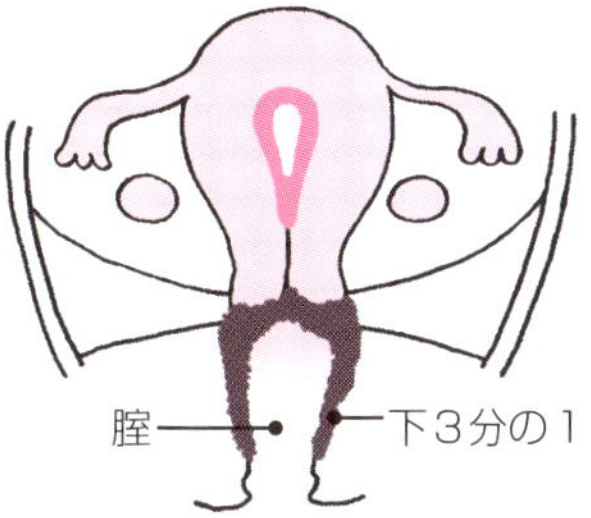
腟
下３分の１

ⅢB 靭帯に広がったがんが骨盤壁まで達している。尿管が巻き込まれることもある

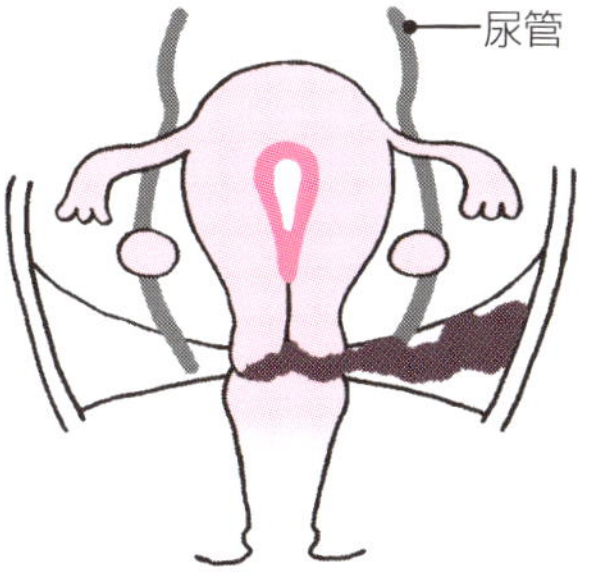
尿管

Ⅳ期 ほかの臓器にもがんがみられる

ⅣA 子宮に接する膀胱や直腸まで、がんが広がっている

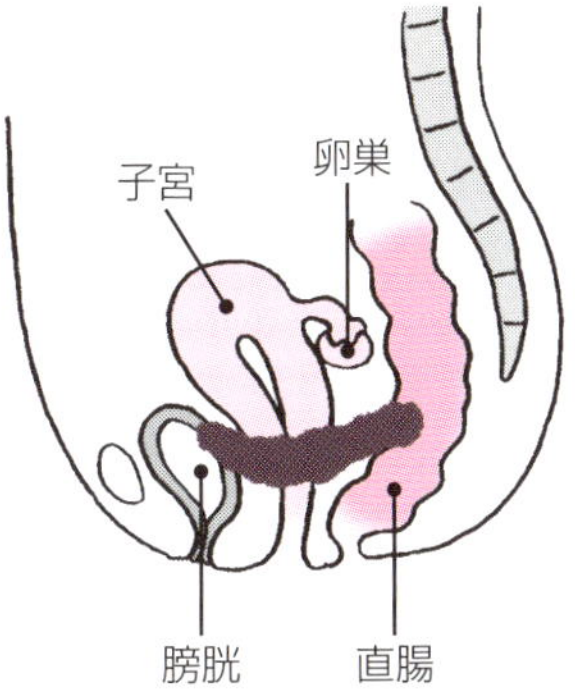
子宮
卵巣
膀胱
直腸

ⅣB 子宮から離れた肺や肝臓、腹膜などにも、がんが転移している

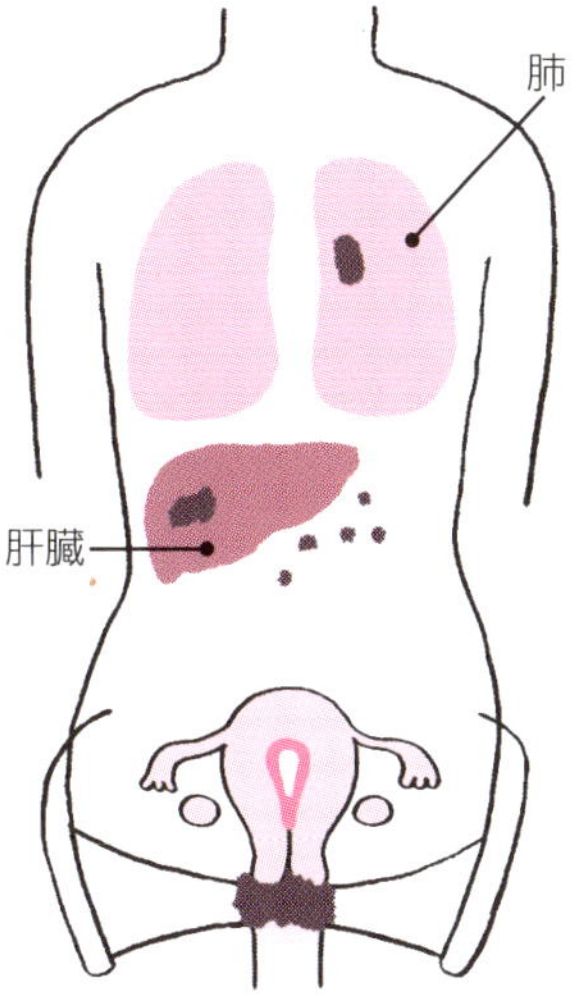
肺
肝臓

（日産婦臨床進行期分類による）

以降で見つかる割合が増えます。比較的若い年齢に多いがんということもあり、四〇代をピークに検診の受診率が下がることもその一因でしょう。

▼子宮頸がん治療時の進行期

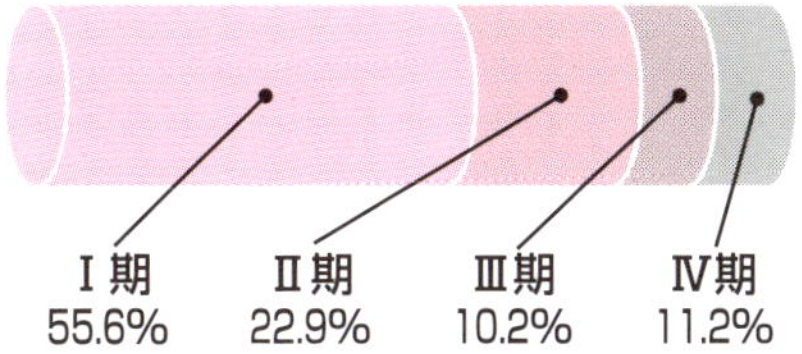
Ⅰ期
55.6%
Ⅱ期
22.9%
Ⅲ期
10.2%
Ⅳ期
11.2%

（婦人科腫瘍委員会「2014 年度 患者年報」による）

子宮体がん①

子宮内膜の異常な増殖ががんの温床に

子宮体部を覆う子宮内膜に発生した異常な細胞が子宮体がんのもとになります。子宮体がんの多くは、エストロゲンの影響を受けて過剰に増殖した子宮内膜の中から生じます。

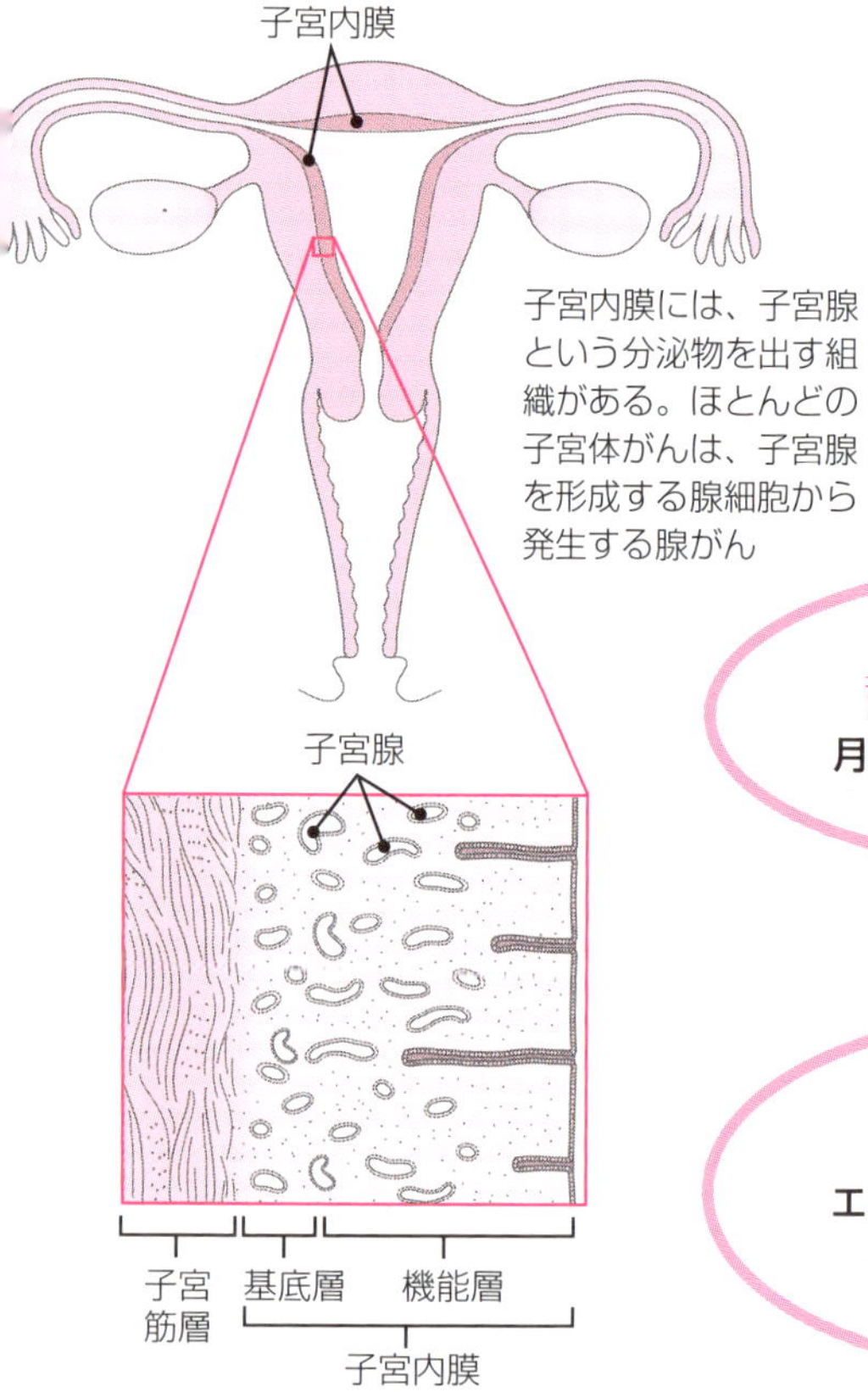

子宮内膜
子宮内膜には、子宮腺という分泌物を出す組織がある。ほとんどの子宮体がんは、子宮腺を形成する腺細胞から発生する腺がん
子宮腺
子宮筋層
基底層
機能層
子宮内膜

9割はエストロゲンと深くかかわる

子宮内膜には、機能層と基底層という２つの層があります。機能層の厚みは女性ホルモンの影響で変化します。厚みを増すよう刺激を与えるホルモンがエストロゲンです。

月経が乱れる／閉経する
月経は厚くなった子宮内膜が剥落して流れ出る現象

↓

子宮内膜がはがれず、たまる
エストロゲンの刺激が続くと子宮内膜の厚みは増し、たまっていく

↓

子宮内膜増殖症
子宮内膜が過剰に厚くなる。異常な細胞が発生しても排出されない

子宮内膜異型増殖症
増殖した子宮内膜中に異常な細胞がみられる状態

子宮内膜全面掻爬による組織診（→24ページ）で異常な細胞の有無をチェック

↓

子宮体がんの発生
異型細胞ががん化し、子宮体がんとなる

▼子宮体がんの組織型

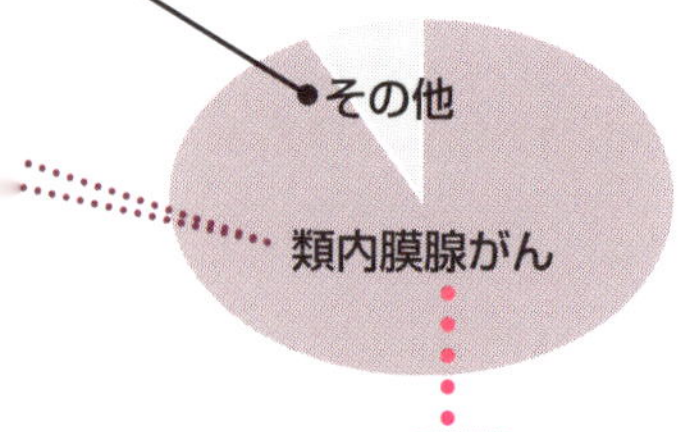

その他
類内膜腺がん

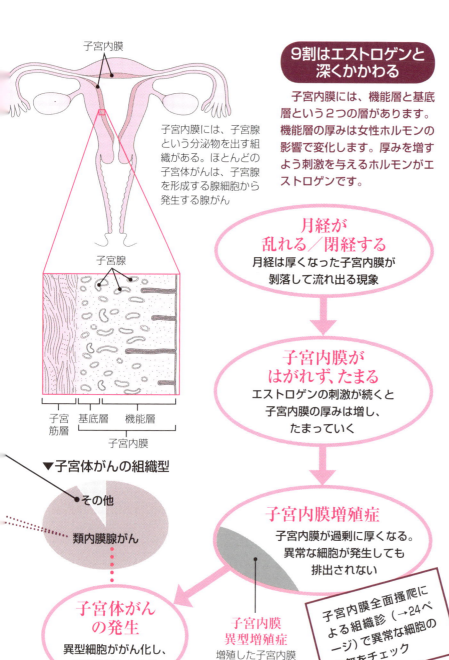

子宮内膜増殖症を経て発生することが多い

　子宮体がんの多くは腺がんで、もとになった細胞などからさらに複数の組織型に分けられます。

　九割を占める類内膜腺がんは、その大半がエストロゲンの影響で生じる子宮内膜増殖症を経て発生します。その他の組織型のがんの多くは、エストロゲンとは無関係に生じます。子宮内膜が萎縮《いしゅく》していても、がんが発生することはあるのです。

萎縮した内膜からがんが発生することも

エストロゲンがほとんどない状態が続くと、子宮内膜は萎縮していく。漿液性《しょうえきせい》腺がん、明細胞《めいさいぼう》腺がんなど、萎縮した内膜から発生するタイプの子宮体がんもある

悪性度はいろいろ

　類内膜腺がんの悪性度は3つのグレードに分けられます。グレードの数が大きいほど悪性度は高く、転移・再発のリスクも高いと予想されます。

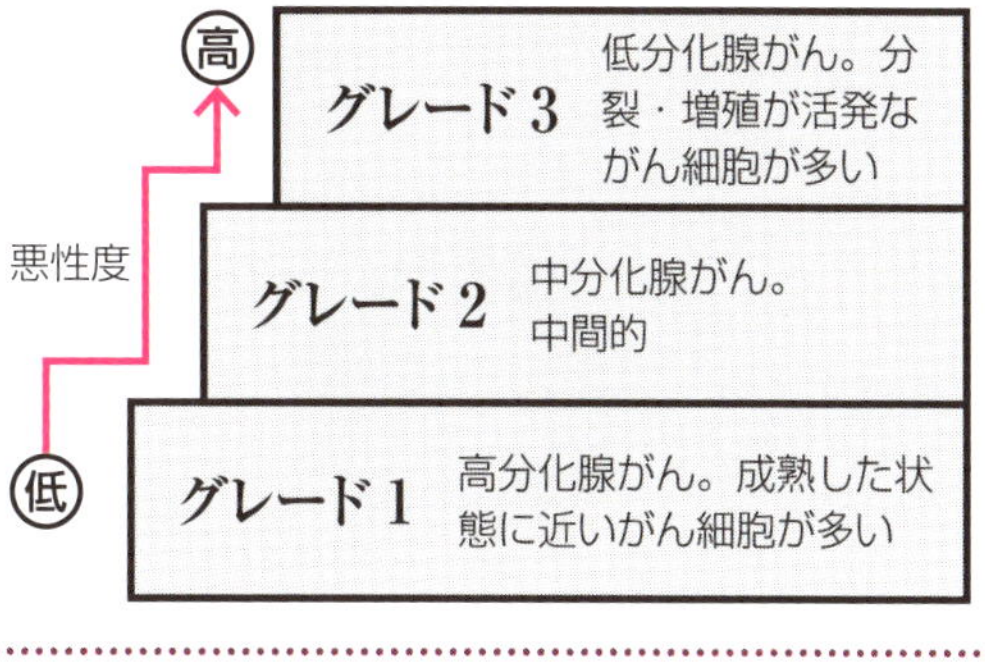

高
グレード3
低分化腺がん。分裂・増殖が活発ながん細胞が多い
悪性度
グレード2
中分化腺がん。中間的
低
グレード1
高分化腺がん。成熟した状態に近いがん細胞が多い

組織型《そしきけい》とは?

がん化したもとの細胞の種類などによって分類されるがんのタイプ。組織型の違いで、がんの性質にも違いがみられる

子宮筋腫と見分けにくい「子宮肉腫」も体がんの一種

　子宮体部にできる悪性腫瘍には、子宮の筋肉に発生する子宮肉腫もあります。

　いくつかの組織型に分けられますが、いずれも良性の子宮筋腫と見分けにくく、手術をしないとはっきり診断がつきません。

　腫瘍が大きくなるスピードが速いなど、肉腫が疑われる場合には手術が必要です。

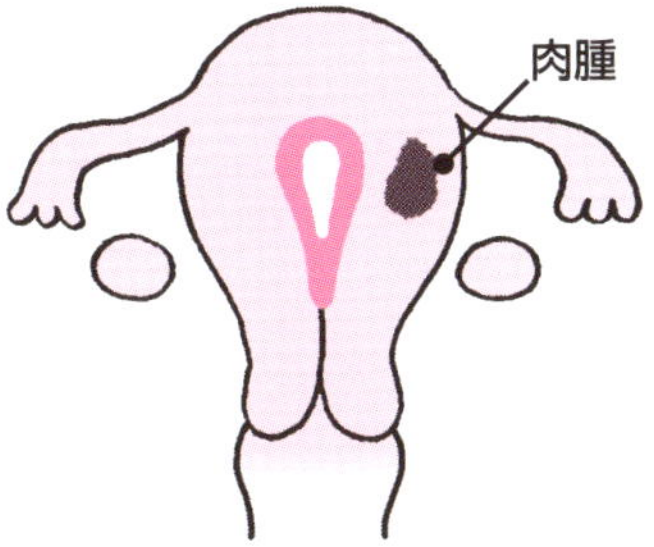

肉腫

- ●子宮肉腫のうち、平滑筋肉腫・子宮内膜間質肉腫については、子宮にとどまるものをⅠ期、浸潤が骨盤内ならⅡ期、骨盤外の腹膜やリンパ節に及んでいればⅢ期、ほかの臓器に転移がみられればⅣ期とする
- ●その他の組織型なら、子宮体がんと進行期の分け方は同じ

症状が出やすいから早期に見つかりやすい

子宮体部の壁は外側に筋肉の層があるため、子宮内膜に発生したがんが子宮を越えて広がるまでには時間がかかります。比較的症状が出やすく、大半がⅠ期で見つかっています。

Ⅰ期
がんが子宮体部にとどまる

IA がんが子宮内膜内か、筋層の2分の1の深さまでにとどまる

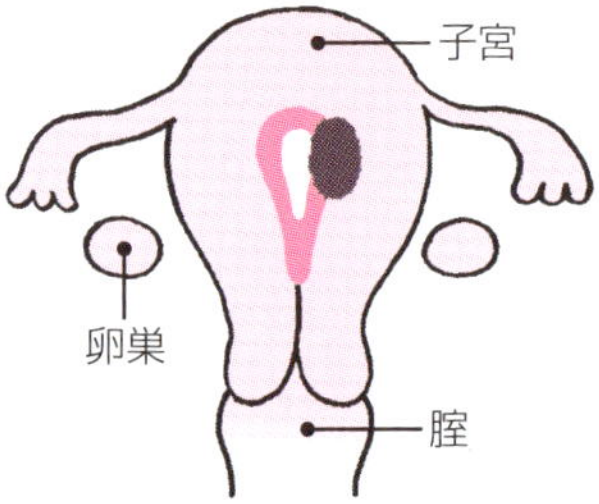

IB がんの深さが筋層の2分の1を超えている

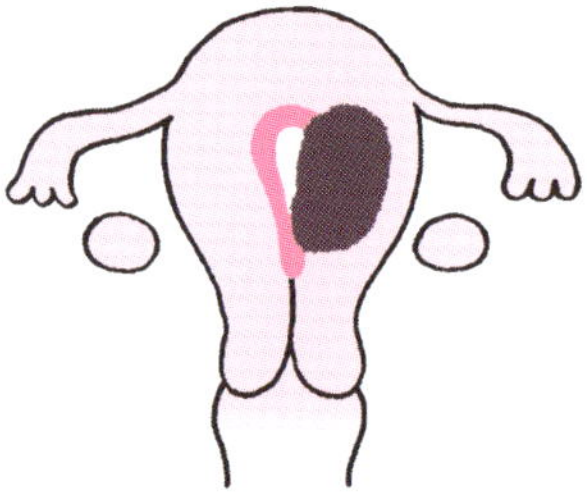

Ⅱ期
がんが子宮頸部に広がる

子宮頸部まで広がっているが、子宮内にとどまっている

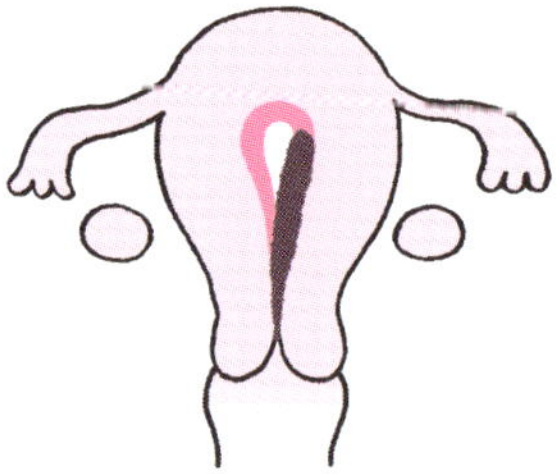

子宮体がんの進行期

ここに示すのは、子宮体がんの大半を占める子宮内膜に発生したがんの進行期です。Ⅱ期までは子宮内、子宮外に広がっていればⅢ期以降とされます（子宮筋層に発生する子宮肉腫については33ページ参照）。

▼子宮体がん治療時の進行期

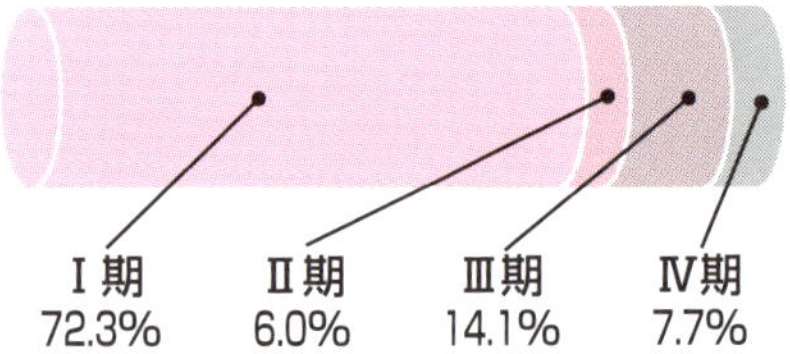

（婦人科腫瘍委員会「2014年度 患者年報」による）

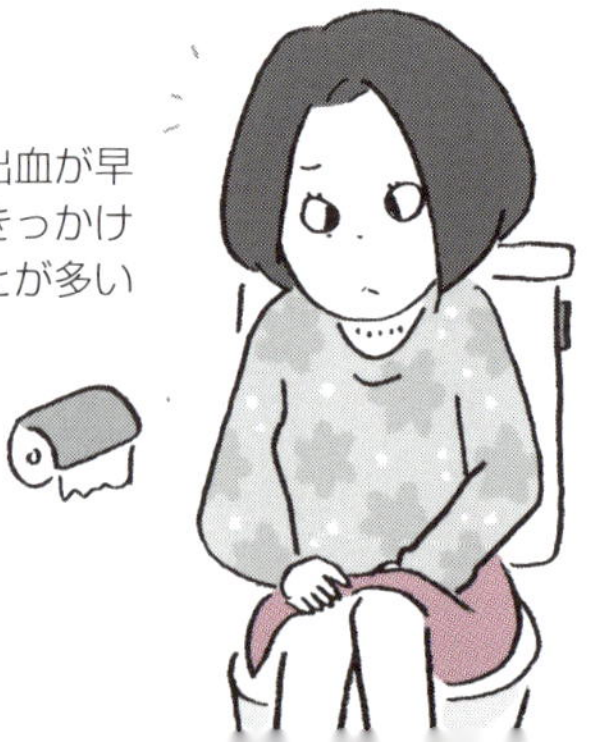

不正性器出血が早期発見のきっかけになることが多い

子宮内膜異型増殖症は前がん状態

増殖した子宮内膜の中に異常な細胞が見つかった場合、がんが発生する可能性が非常に高くなります。かぎりなくがんに近い前がん状態として治療が必要です（→62ページ）。

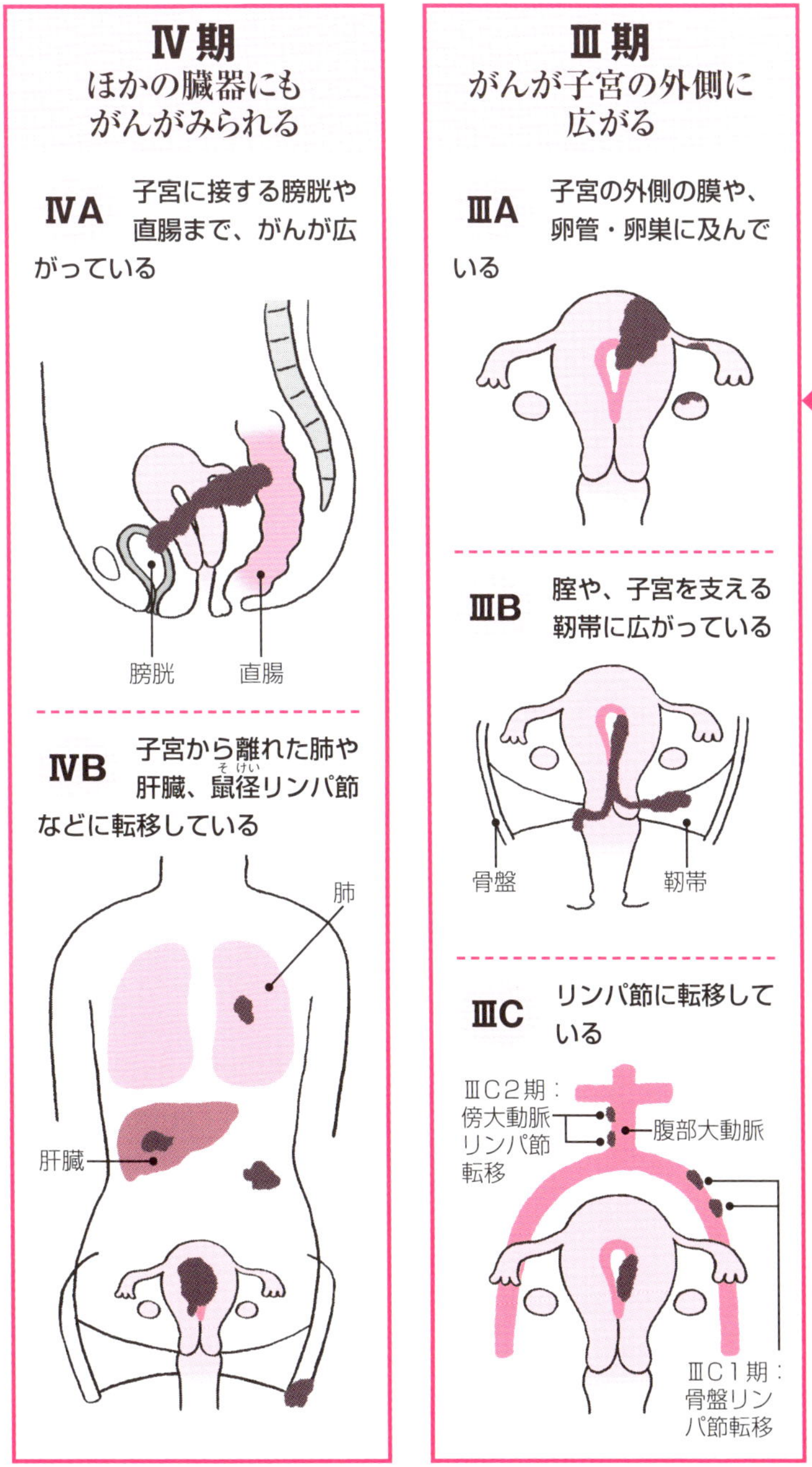
Ⅲ期
がんが子宮の外側に
広がる
ⅢA
子宮の外側の膜や、卵管・卵巣に及んでいる
ⅢB
腟や、子宮を支える靭帯に広がっている
骨盤
靭帯
ⅢC
リンパ節に転移している
ⅢC２期：傍大動脈リンパ節転移
腹部大動脈
ⅢC１期：骨盤リンパ節転移
Ⅳ期
ほかの臓器にも
がんがみられる
ⅣA
子宮に接する膀胱や直腸まで、がんが広がっている
膀胱
直腸
ⅣB
子宮から離れた肺や肝臓、鼠径《そけい》リンパ節などに転移している
肺
肝臓
（日産婦臨床進行期分類による）

進行期だけでなく組織型なども確かめる

がんが完治する可能性は、一般的に発見が早いほど、治療する時期が早いほど高くなります。

一方で、個々のがんの性質は組織型によって異なります。子宮体がんの大半を占める類内膜腺がんにくらべ、漿液性腺がんや明細胞腺がんは早い時期から転移が起こりやすいことが知られています。また、類内膜腺がんでも悪性度が高ければ、がん細胞が分裂するスピードは速く、転移・再発が起きやすいことが予想されます。

より適切に対応していくには、がんの進行期だけでなく、がんの組織型や悪性度など、がんそのものの性質を確かめたうえで、治療方針を決める必要があります。

卵巣がん①

卵巣はさまざまな腫瘍ができやすい臓器

卵巣にできる腫瘍のうち、浸潤したり、転移したりといったがん特有の性質をもつ悪性腫瘍が卵巣がんです。卵巣がんの大半は、卵巣を覆う上皮細胞から発生します。

卵巣がんの大半は表面の膜から発生する

卵巣にはさまざまな腫瘍ができます。良性腫瘍か悪性腫瘍かは、摘出した組織を調べてみないと、確実には診断できないこともあります。

治療を進めるうえでは、どんな組織から発生したか、腫瘍の組織型を確かめておくことも重要です。組織型によって抗がん剤の効き方などに違いがあり、治療方針が異なることもあるからです。

卵巣がんのほとんどは、卵巣表面を覆う膜の細胞から発生する「表層上皮性・間質性腫瘍」です。漿液性腺がん、明細胞腺がん、類内膜腺がん、粘液性腺がんの順に多く、その他はまれです。

卵巣腫瘍の8割は良性

腫瘍は、一部の細胞が増殖してできるものです。卵巣にできる腫瘍の約8割は良性腫瘍で、悪性腫瘍と境界悪性腫瘍がいわゆる「卵巣がん」です。

良性腫瘍
一部の細胞が過剰に増殖し、分泌物などがたまって大きくなったものが多く、「卵巣嚢腫《のうしゅ》」ともいわれる。転移は起こさない

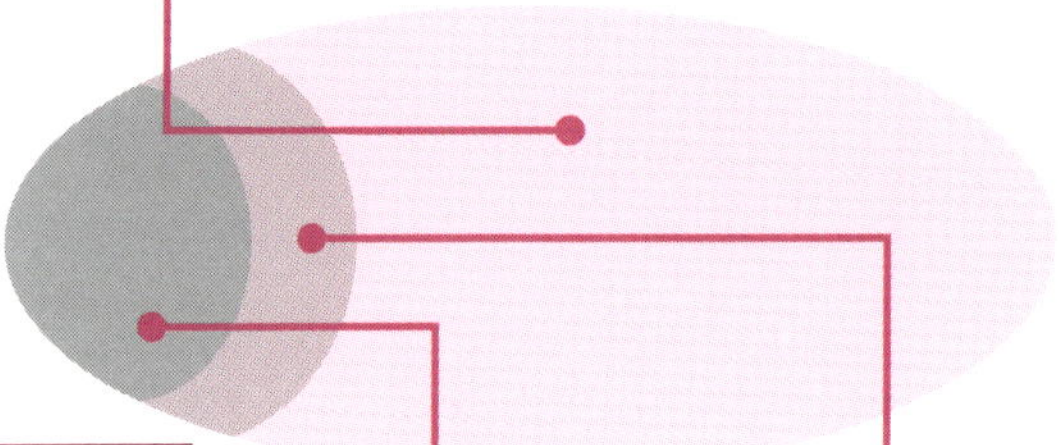

悪性腫瘍
全般に増殖のスピードが速く、再発・転移を起こしやすいが、組織型によって傾向は違う

境界悪性腫瘍
良性とはいえないが、悪性腫瘍にくらべると増殖のスピードは遅く、再発・転移しにくい

卵巣がん

▼代表的な卵巣の悪性腫瘍

漿液性腺がん	進行が非常に速く転移しやすいが、抗がん剤がよく効く
明細胞腺がん	進行は比較的ゆるやかだが、転移しやすい。抗がん剤が効きにくい
類内膜腺がん	進行が比較的ゆるやかで、転移しにくい。抗がん剤がよく効く
粘液性腺がん	進行は比較的ゆるやかだが、抗がん剤が効きにくい

発生した組織による違いもある

成人女性がかかる卵巣がんのほとんどが「表層上皮性・間質性腫瘍」です。「胚細胞腫瘍」は卵巣がん全体の 3% で、大半は10代、20代の患者さんです。「性索間質性腫瘍」は非常にまれで、多くは良性か境界悪性腫瘍です。

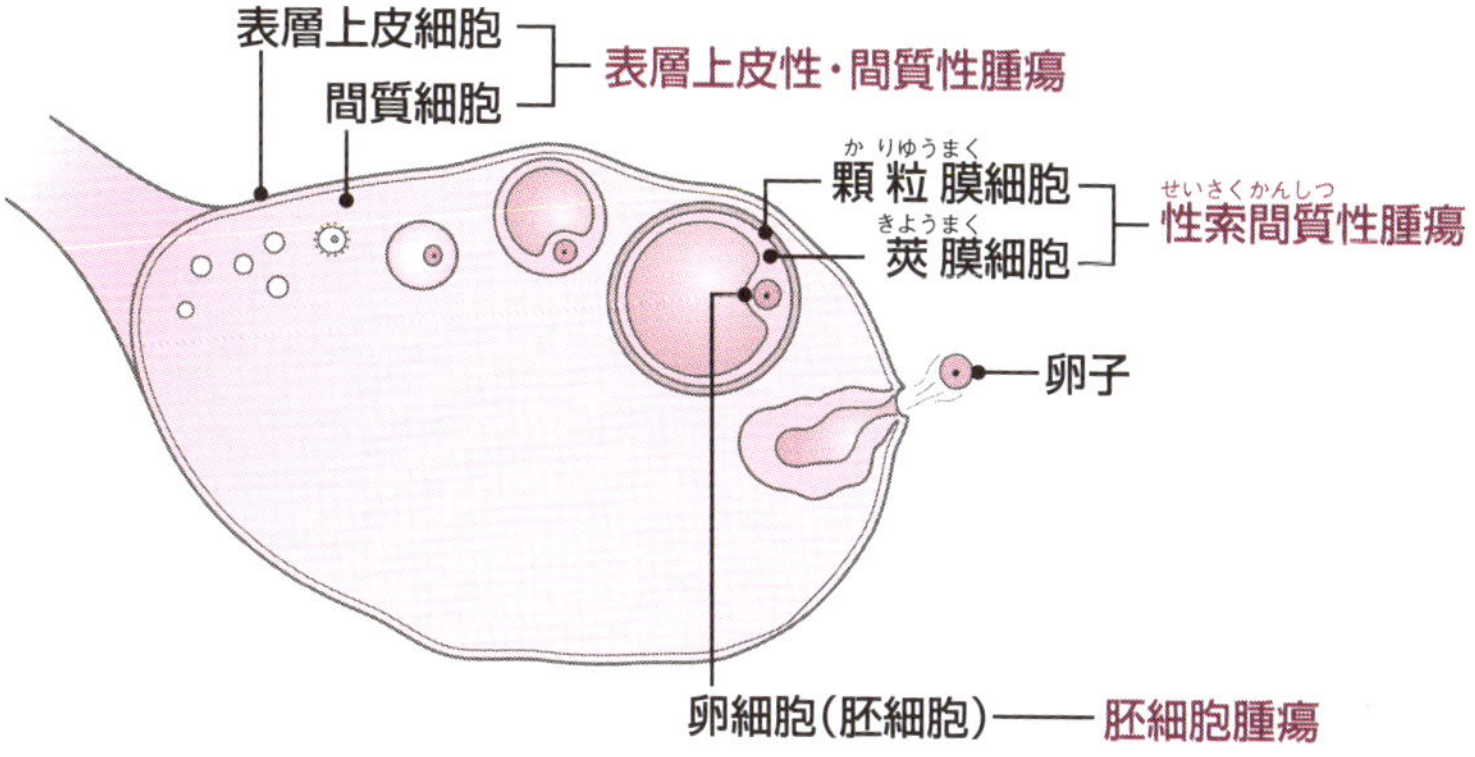

	表層上皮性・間質性腫瘍	性索間質性腫瘍	胚細胞腫瘍
良性腫瘍	漿液性腺腫 粘液性腺腫 類内膜腺腫 ブレンナー腫瘍 など	莢膜細胞腫 線維腫 セルトリ・間質細胞腫瘍 (高分化型) など	成熟嚢胞性奇形腫 (皮様嚢腫) 成熟充実性奇形腫 卵巣甲状腺腫
境界悪性腫瘍	漿液性境界悪性腫瘍 粘液性境界悪性腫瘍 類内膜境界悪性腫瘍 明細胞境界悪性腫瘍 境界悪性ブレンナー腫瘍 など	顆粒膜細胞腫 セルトリ・間質細胞腫瘍 (中分化型) など	未熟奇形種 (グレード 1、2) など
悪性腫瘍	漿液性腺がん 明細胞腺がん 類内膜腺がん 粘液性腺がん 悪性ブレンナー腫瘍 移行上皮がん など	セルトリ・間質細胞腫瘍 (低分化型) 線維肉腫 など	ディスジャーミノーマ 卵黄嚢腫瘍 未熟奇形腫 (グレード 3) 悪性転化を伴う成熟嚢胞性奇形腫 など

(日本産科婦人科学会他『卵巣腫瘍取扱い規約』による)

卵巣がん②

卵巣は破れやすいから、がん細胞が散らばりやすい

卵巣がんは、ある程度進行してから発見されることが多いがんです。大半が破れやすい卵巣の表面にもがんができるため、発生から短時間でがんが散ってしまいやすいのです。

卵巣がんの進行期

子宮のがんと同様に大きく４つの進行期に分けられますが、Ⅲ期はとくに細かく分類されています。

Ⅰ期
がんが卵巣にとどまる

ⅠA がんが片側の卵巣だけにみられ、卵巣の膜も破れていない

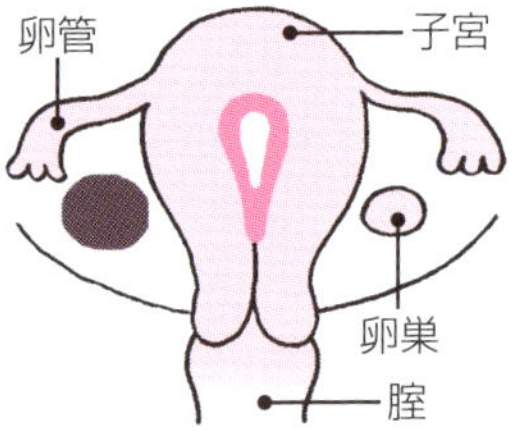

卵管
子宮
卵巣
膣

ⅠB 両側の卵巣にがんがみられるが、卵巣の膜は破れていない

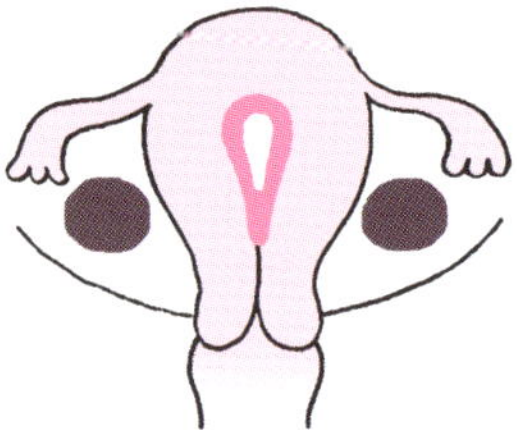

ⅠC がんは卵巣以外に広がっていないが、卵巣の膜が破れている。破れていないようにみえても、腹腔内にたまった水（腹水など）の中にがん細胞が見つかればⅠC期

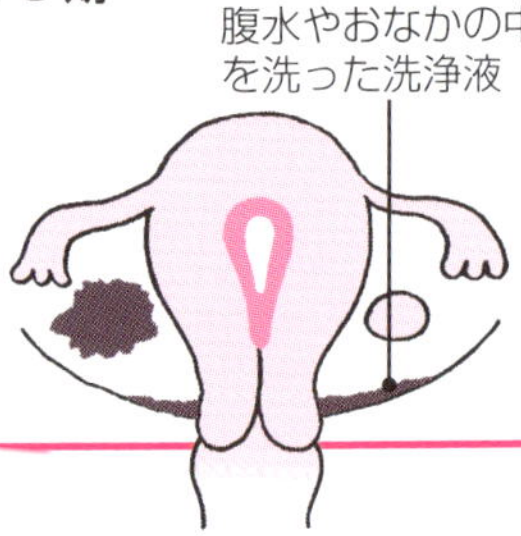

腹水やおなかの中を洗った洗浄液

Ⅱ期
卵巣のがんが骨盤内に広がる

ⅡA がんが卵管や子宮にも広がっている

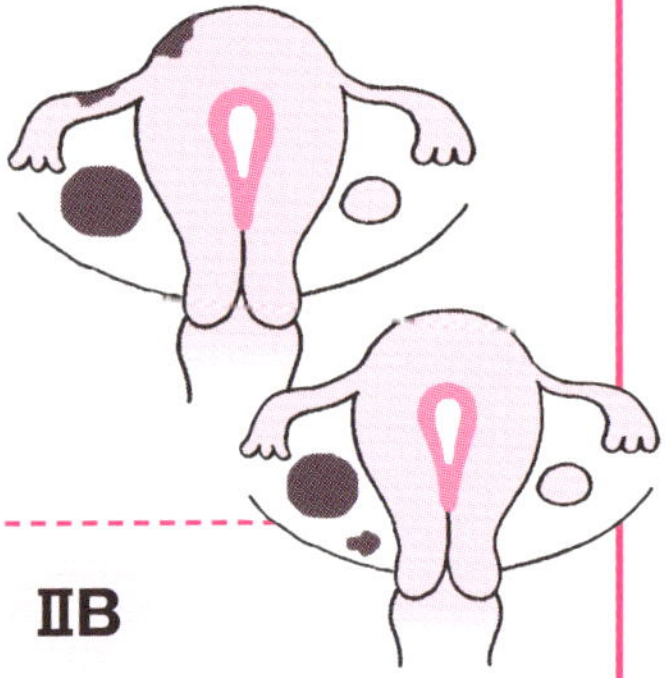

ⅡB 卵管や子宮以外の骨盤内の臓器をつつむ膜に広がっている

腹膜播種があればⅢ期以降

卵巣がんのうち、悪性度の低い境界悪性腫瘍は九割以上がⅠ期で見つかりますが、悪性腫瘍の半数以上は、がんが卵巣を越えて広がったⅡ期以降で発見されています。まず抗がん剤などを使い、病巣を小さくしたり減らしたりしてから手術になる例（左のグラフの術前

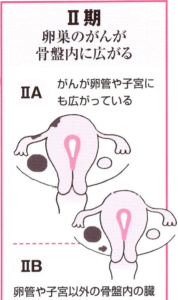

（日産婦手術進行期分類による）

Ⅲ期
卵巣のがんが近くのリンパ節や骨盤外の腹膜に広がる

ⅢA1 骨盤内のリンパ節や腹部大動脈周囲のリンパ節に転移しているが、腹膜播種はみられない

- ⅢA1(i)：転移したがんが10mm以下
- ⅢA1(ii)：転移したがんが10mmを超える

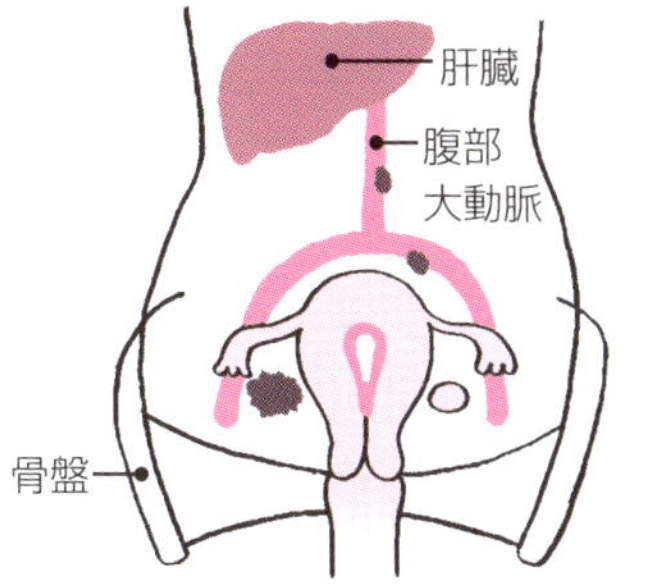
肝臓
腹部
大動脈
骨盤

ⅢA2 上記のリンパ節転移の有無にかかわらず、骨盤外の腹膜などに顕微鏡でしかわからないくらいの小さな転移（播種）がある

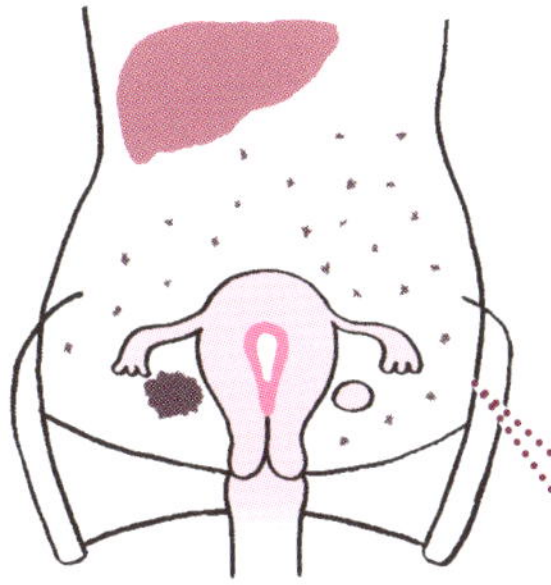

ⅢB 上記のリンパ節転移の有無にかかわらず、肉眼で確認できる2cm以下の播種がある

ⅢC 上記のリンパ節転移の有無にかかわらず、2cmを超える播種がある

腹膜《ふくまく》播《は》種《しゅ》

播種とは「種をまく」という意味。おなかの中にがん細胞が小さな種のように散らばり、おなかの中の臓器をつつんでいる腹膜に小さなしこりをつくった状態が腹膜播種です。

Ⅳ期
腹膜播種を除く遠隔転移がみられる

ⅣA 胸水中にがん細胞が見つかる

ⅣB 肝臓や肺などの臓器や、腹腔外のリンパ節に転移が生じている

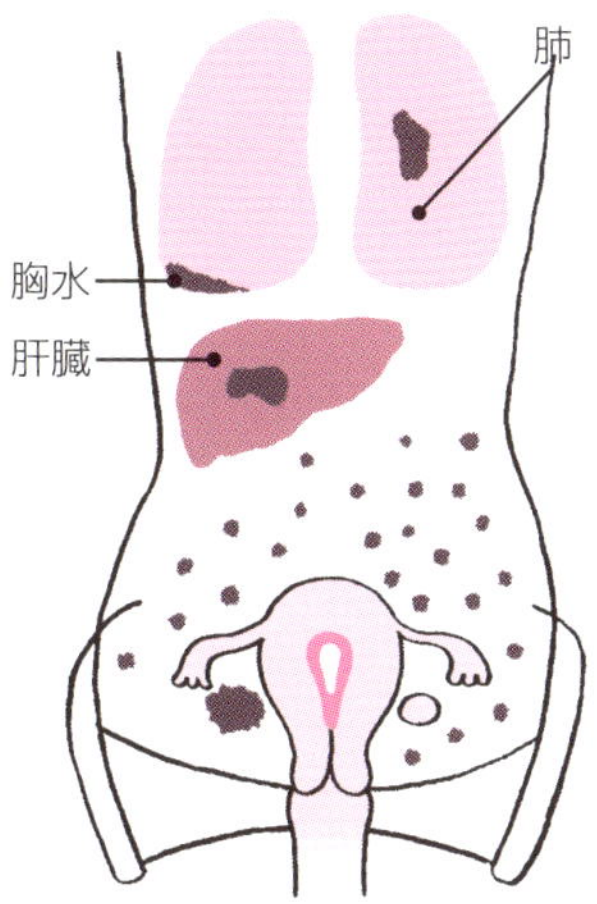
肺
胸水
肝臓

▼卵巣がん治療時の進行期

卵巣悪性腫瘍

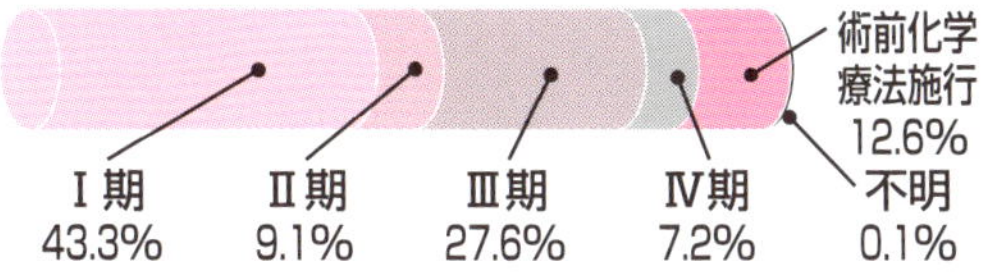
術前化学療法施行 12.6%
Ⅰ期 43.3%
Ⅱ期 9.1%
Ⅲ期 27.6%
Ⅳ期 7.2%
不明 0.1%

卵巣境界悪性腫瘍

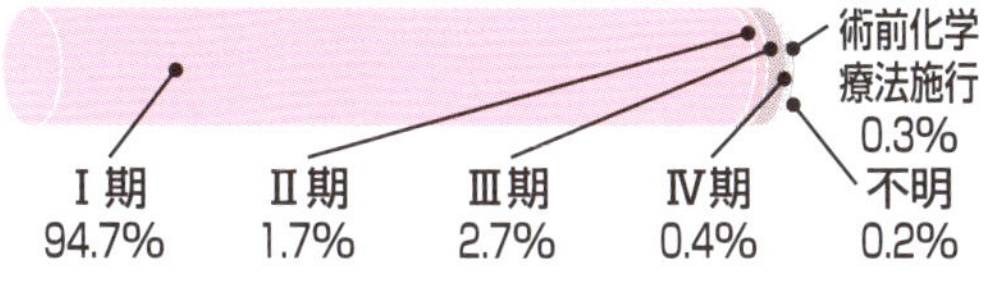
術前化学療法施行 0.3%
Ⅰ期 94.7%
Ⅱ期 1.7%
Ⅲ期 2.7%
Ⅳ期 0.4%
不明 0.2%

（婦人科腫瘍委員会「2014年度 患者年報」による）

化学療法施行にあたるケース）もめずらしくありません。

卵巣が破れてがん細胞が飛び散ると、腹膜播種が起きてきます。こうなるとⅢ期以降です。同じⅢ期でも、腹膜播種があればリンパ節転移だけの場合より少し進行していると判断されます。

卵巣がん③

「遺伝性」なら発がん前に切除するのも有力な選択肢

卵巣がんの患者さんのなかには、遺伝的な要因が発がんに深くかかわっている人がいます。そうとわかれば、まだ発症していない家族を守るためにできることがあります。

遺伝的な要因で発がんしやすくなることも

なぜ卵巣がんになったのか、たいていの患者さんははっきりしません。けれど、一部の患者さんは、遺伝的な要因が強く関係していると考えられます。

▼卵巣がんの患者さんの家族歴

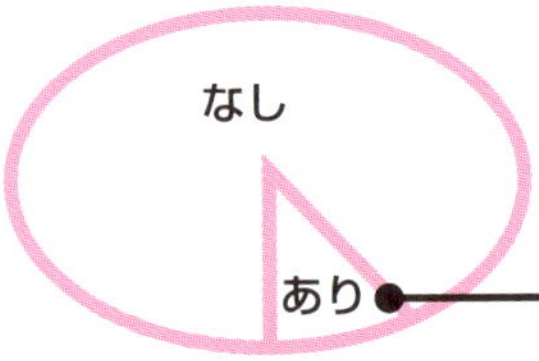

母親、祖母、姉妹など、近親者に卵巣がんの人がいても、必ずしも遺伝的な要因が関係しているとはいえない。たまたま発症した人が重なることもある

家族歴のある人の一部は、特定の遺伝子に変異がみられる

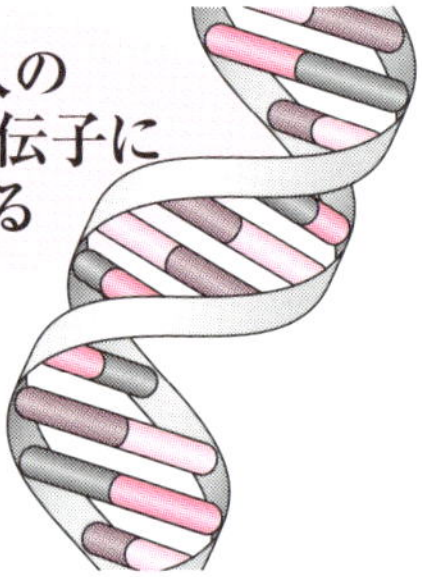

細胞の核の中にあるDNAに各遺伝子の情報が刻まれている

▼発がんのメカニズムの一例

排卵のたびに卵巣表面に傷ができる
↓
傷の修復過程でエラーが生じる
↓
異常な細胞が出現する
↓
がん化が起きる

遺伝性乳がん卵巣がん症候群

がんを抑制する遺伝子に異常があり、卵巣がんや乳がんなどにかかりやすくなる

	卵巣がんの発生確率	乳がんの発生確率
BRCA1遺伝子の変異	37～62%	65～80%
BRCA2遺伝子の変異	11～23%	45～85%

(J. Balmaña et al., ESMO Clinical Recommendations, 2009による)

リンチ症候群

DNAに生じたエラーを修復する遺伝子に異常があり、さまざまながんが発生しやすくなる

	大腸がんの発生確率	子宮体がんの発生確率	卵巣がんの発生確率
MMR遺伝子	52～82%	25～60%	4～12%

(Wendy Kohlmann, MS and Stephan B Gruber, MD, PhDによる)

遺伝子変異が明らかなら対策法も変わる

特定の遺伝子に変異があるかどうかは検査でわかります。発がんリスクが高いとわかれば、早期発見がむずかしい卵巣がんに対してより効果的な対策をとることができます。

専門施設で相談・検査

遺伝子検査の前には、検査結果のとらえ方などについて十分なカウンセリングを受ける必要があります。遺伝子疾患を専門に扱う施設※で相談しましょう。

※遺伝子外来、遺伝子医療センターなど各施設の名称はさまざま。いでんネット（http://idennet.jp/）で検索可能

遺伝カウンセリング

遺伝子検査（血液検査）

結果に応じた対応

定期検診の回数を増やす
3ヵ月に1回程度、経腟超音波検査を含めた検診で卵巣の状態をチェック

予防的卵巣切除
発がんリスクが非常に高ければ、出産の予定がなくなりしだい卵巣を摘出するのも一法

その他のがんへの備え
卵巣がん以外のがんについても、定期的に検診を受けて早期発見を心がける

▼遺伝性乳がん卵巣がん症候群が疑われる人

- 近親者に乳がんや卵巣がんの患者さんが何人もいる
- 40歳未満で乳がんになった
- 乳がんが両側にできた
- 乳がんと卵巣がんの両方を発症した

など

▼リンチ症候群が疑われる人

- 家族に大腸がんになった人が多くいる
- 若い年齢で卵巣がんや子宮体がんになった
- 家族に胃がん、小腸がん、肝胆道がん、腎盂《じんう》・尿管がんなどの患者さんもいる

など

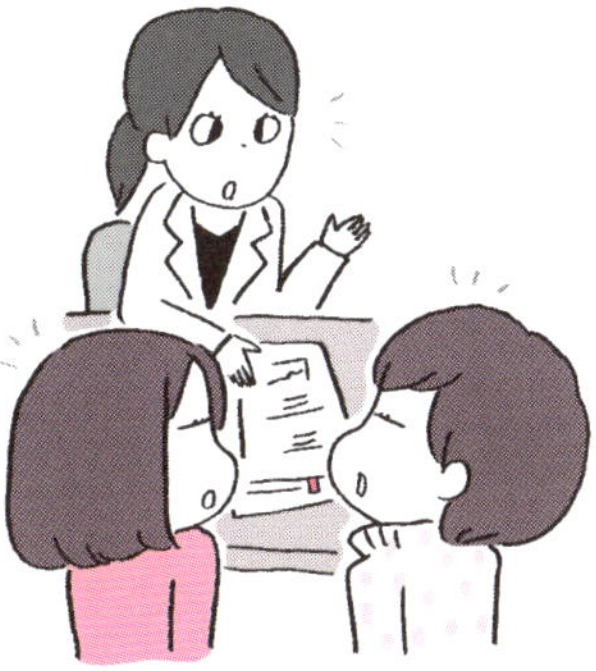

遺伝性が強いと考えられる患者さんの姉妹、子どもなどが対象となる

まずは婦人科医に相談してみよう

血縁者に非常に多く発生するがんを「家族性腫瘍」といいます。このうち、特定の遺伝子変異が親から子へと受け継がれ、そのために発がんしやすくなるものを「遺伝性腫瘍症候群」といいます。

卵巣がんについては、いくつかの遺伝子変異が発がんリスクを高めることがわかっています。家族や自分もそうではないかという心配があれば、まず婦人科医に相談し、専門の施設を紹介してもらうとよいでしょう。

COLUMN

腟や外陰部に がんが発生することもある

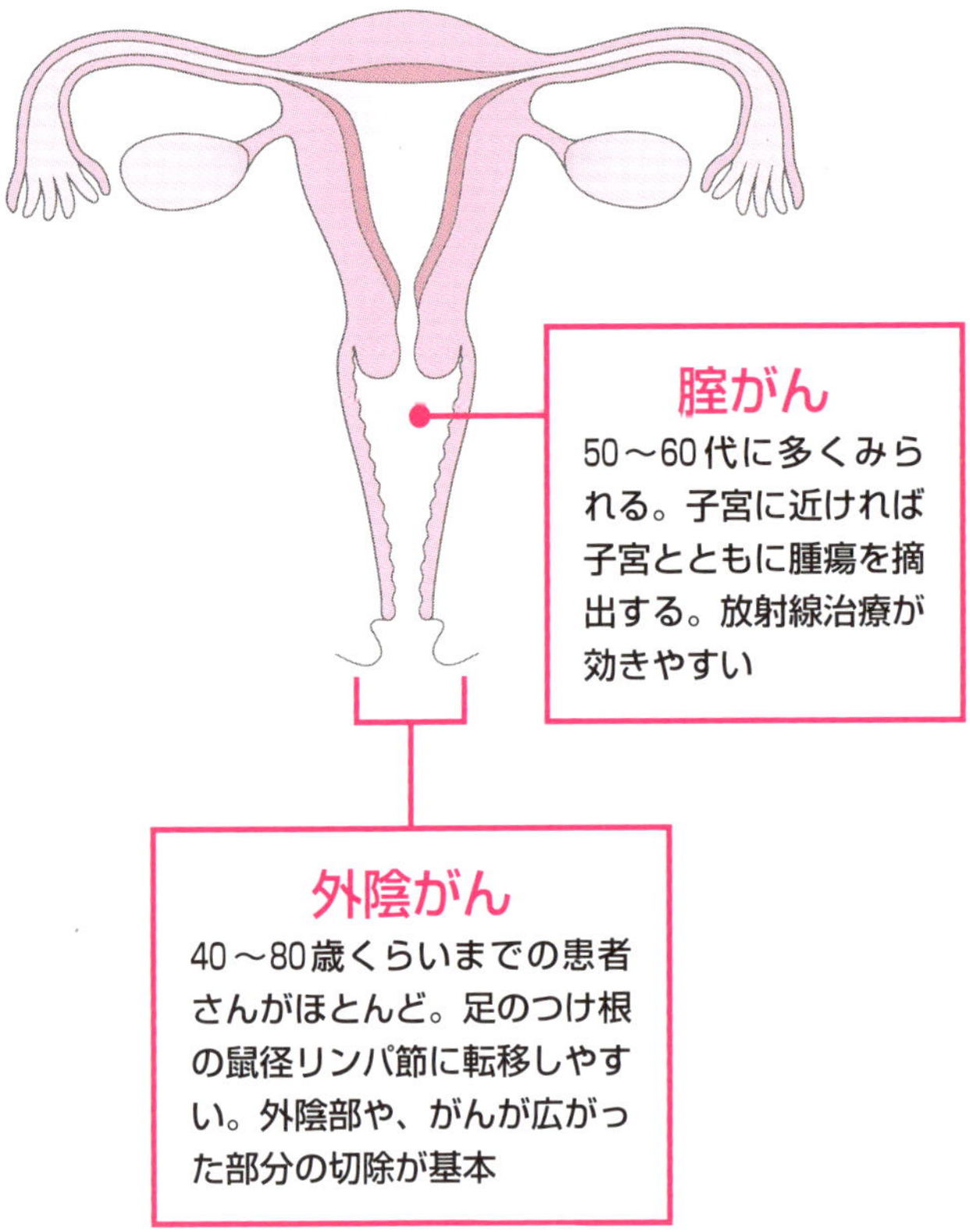
腟がん
50～60代に多くみられる。子宮に近ければ子宮とともに腫瘍を摘出する。放射線治療が効きやすい
外陰がん
40～80歳くらいまでの患者さんがほとんど。足のつけ根の鼠径リンパ節に転移しやすい。外陰部や、がんが広がった部分の切除が基本

受診へのためらいがいちばんの問題

　子宮頸がんなどから広がってきたわけでなく、はじめから腟にがんが発生することもあります。婦人科のがんのなかでは一%とまれですが、その多くは、子宮頸がんと同じくＨＰＶが関係しています。

　また、外陰部にがんができることもあります。こちらは腟がんより多く、婦人科のがんの三%程度を占めています。

　かゆみを伴う「できもの」があることに気づいてはいても、まさかがんとは思わないのでしょう。恥ずかしさもあるのか相談が遅れがちですが、早めに受診することががんを進めないための鉄則です。

3

赤ちゃんは産める？女性らしさは保てる？

子宮や卵巣を手術で切除することに、
大きな抵抗感や不安を覚える女性は少なくありません。
切らずにがんを治療することはできないか。
子宮や卵巣を失うことでどんな影響が現れるのか。
気になる点を確認しておきましょう。

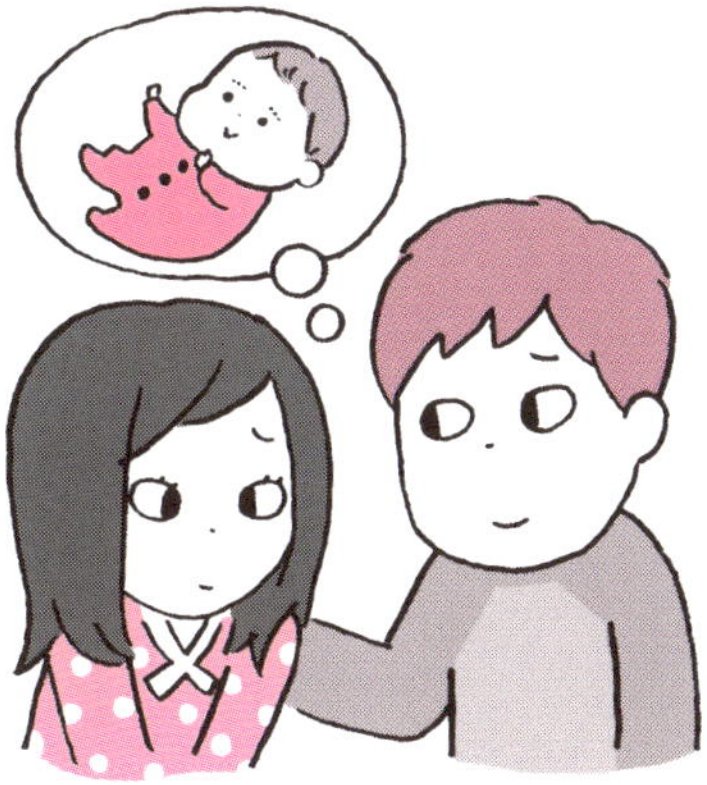

子宮・卵巣の役割

初潮から閉経まで、妊娠に備え続けている

子宮や卵巣が活躍する時期は、初潮を迎えてから閉経するまでの四〇年ほどにかぎられています。その間、子宮や卵巣はどのようにして妊娠に備え続けてきたのでしょう？

子宮・卵巣の役割を知ることで病気・治療への理解も深まる

子宮体がんの発生にはホルモンバランスの変化が影響していますし、卵巣がんの発生は排卵機能との関連が指摘されています。子宮頸がんの発生に深くかかわる生殖行為は、妊娠の成立に欠かせないものです。

子宮や卵巣が果たしてきた本来の役割を見返しておくと、がんが発生するしくみや、がんを治療することの影響などが理解しやすくなるでしょう。

卵巣には「卵子のもと」が眠っている

閉経前の卵巣内には未成熟な卵子が眠っています。卵子をつつむ原始卵胞《らんぼう》が大きく育ち、成熟した卵胞になると排卵が生じます。

卵胞のもとになる原始卵胞は、胎児期に大量にできたあとは減っていく一方です。いずれは底をつき、閉経を迎えます。

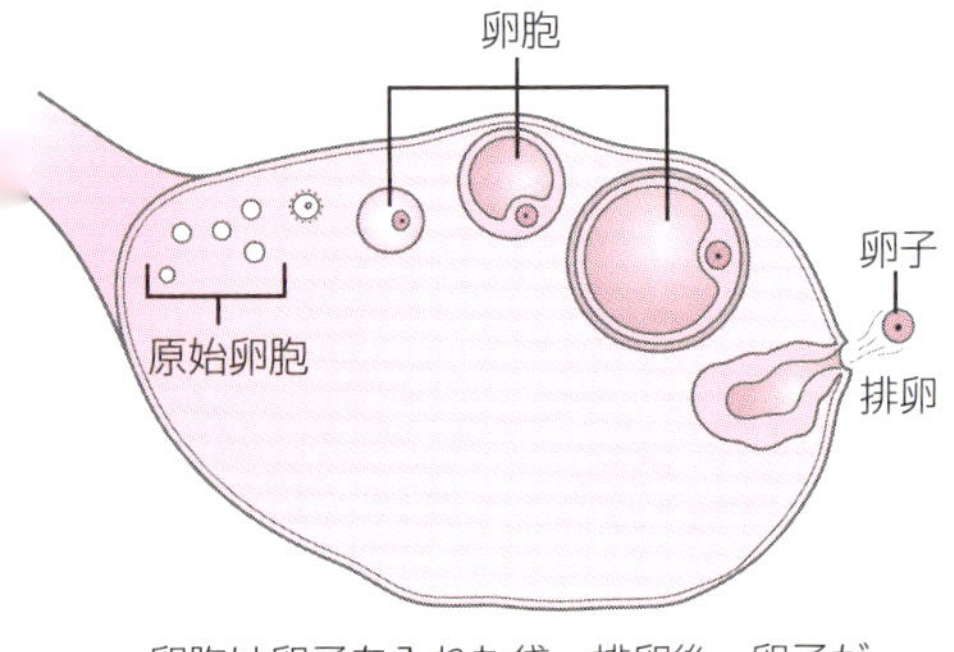

卵胞
卵子
原始卵胞
排卵

卵胞は卵子を入れた袋。排卵後、卵子が飛び出た卵胞は黄体に変わる

▼卵胞の数の目安

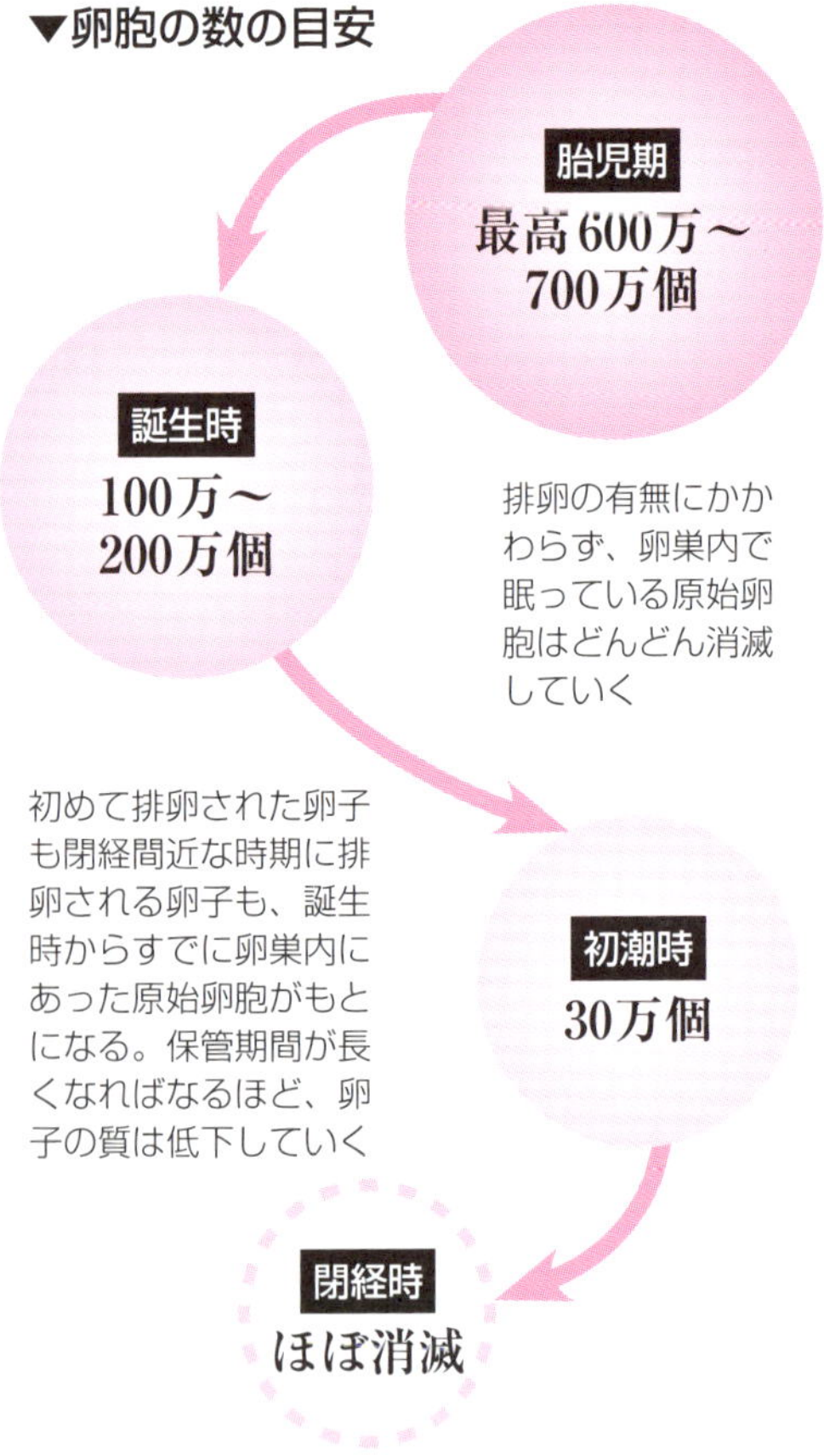

胎児期
最高600万～700万個
誕生時
100万～200万個
排卵の有無にかかわらず、卵巣内で眠っている原始卵胞はどんどん消滅していく
初潮時
30万個
初めて排卵された卵子も閉経間近な時期に排卵される卵子も、誕生時からすでに卵巣内にあった原始卵胞がもとになる。保管期間が長くなればなるほど、卵子の質は低下していく
閉経時
ほぼ消滅

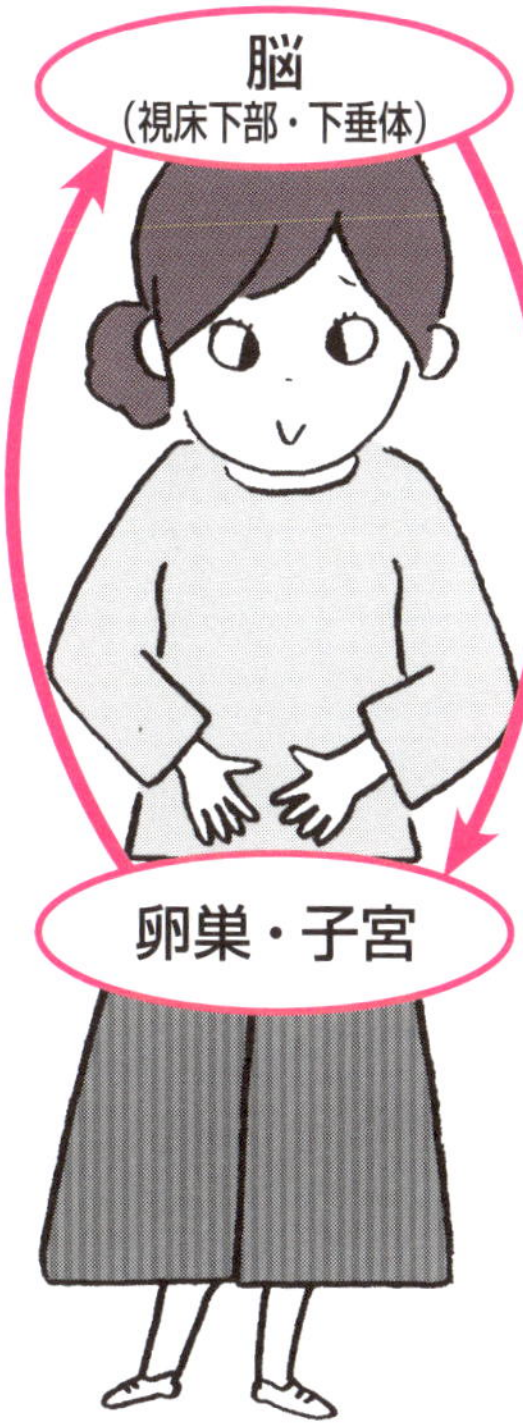
脳
（視床下部・下垂体）
卵巣・子宮

ホルモン量の増減をキャッチして、卵胞を刺激したり、排卵を促したりする指令を出す

卵巣が２種類のホルモンを分泌し、子宮内膜に働きかける

子宮と卵巣は密接に連携している

子宮と卵巣は、ともに妊娠・出産という目標に向けて働いています。卵巣が分泌する２種類のホルモンの量は、脳がコントロールしています。

子宮の働き

●受精卵の保育器（子宮内膜）を周期的に新調する
●赤ちゃんを育てたり、産んだりするために大きく伸び縮みする

卵巣の働き

●赤ちゃんのもとになる卵子をつくって送り出す
●２種類のホルモンを分泌して子宮内膜を最適な状態に保つ

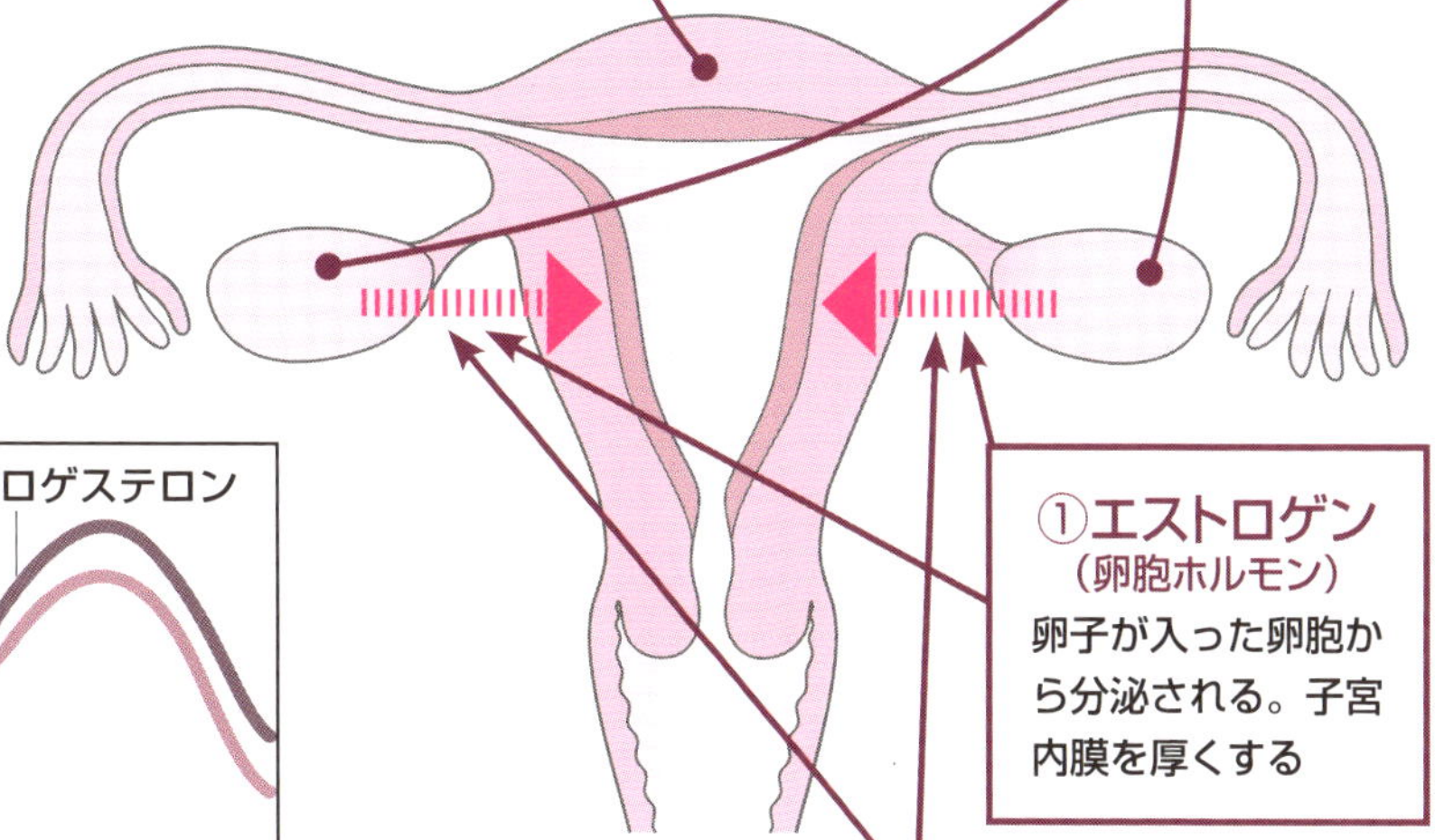

①エストロゲン
（卵胞ホルモン）
卵子が入った卵胞から分泌される。子宮内膜を厚くする

②プロゲステロン
（黄体ホルモン）
排卵後の卵胞が変化した黄体から分泌される。子宮内膜の厚みを維持する

妊娠が成立しないとホルモン量は低下。子宮内膜がはがれて月経が起こる

▼ホルモン量の変化

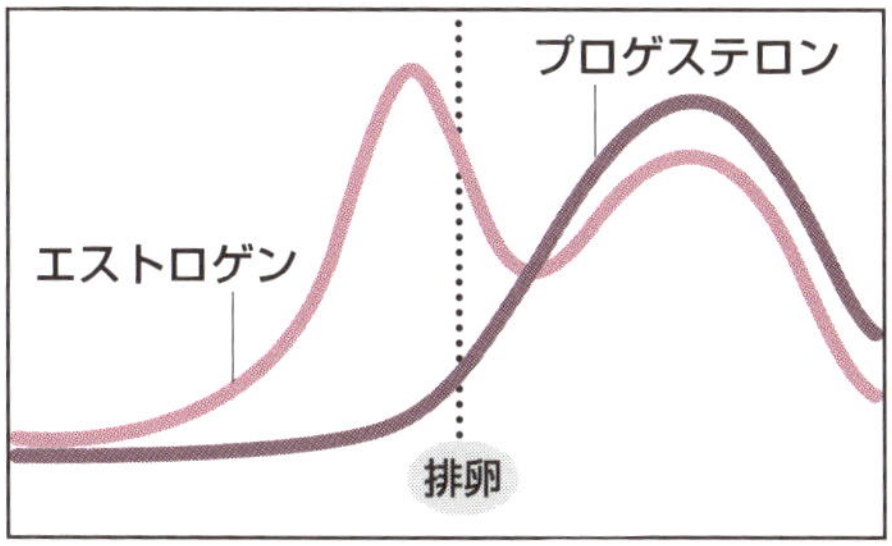
プロゲステロン
エストロゲン
排卵

▼子宮内膜の変化

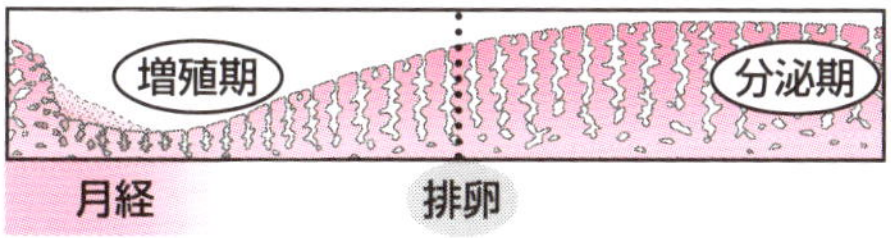
増殖期
分泌期
月経
排卵

治療の影響①

閉経の前後で治療が及ぼす影響は違うことも

がんの根絶を目指して治療するなかで、治療による影響が目的外のところにまで及ぶこともあります。ただ、その現れ方は、治療前の体の状況などによって違いがあります。

若い人ほど、さまざまな影響が現れる

子宮や卵巣が失われることで現れる影響は、閉経前と閉経後では大きく違います。

閉経前

子宮・卵巣が生殖器官として働き続けている年代。子宮と両方の卵巣を摘出するなど、その機能が突然、完全に失われるような治療は体に大きな変化をもたらします。

妊娠・出産ができなくなる

子宮を摘出すれば卵巣が残っていても妊娠・出産はできなくなる。両側の卵巣を摘出すれば、子宮が残っていても卵子を保存（→54ページ）していなければ妊娠はできない

女性ホルモンの量が激減する（卵巣欠落症候群）

閉経前に両側の卵巣を摘出することで不調が生じることも

治療そのものが体の負担になることも

手術の合併症や後遺症、抗がん剤治療や放射線治療に伴う副作用など

閉経後

卵巣の働きがすっかり途絶えたあとは、子宮や卵巣がなくなってもとくに変化はありません。ただ年齢が高くなるほど、もとからある持病が手術など治療そのものに影響を及ぼすことがあります。

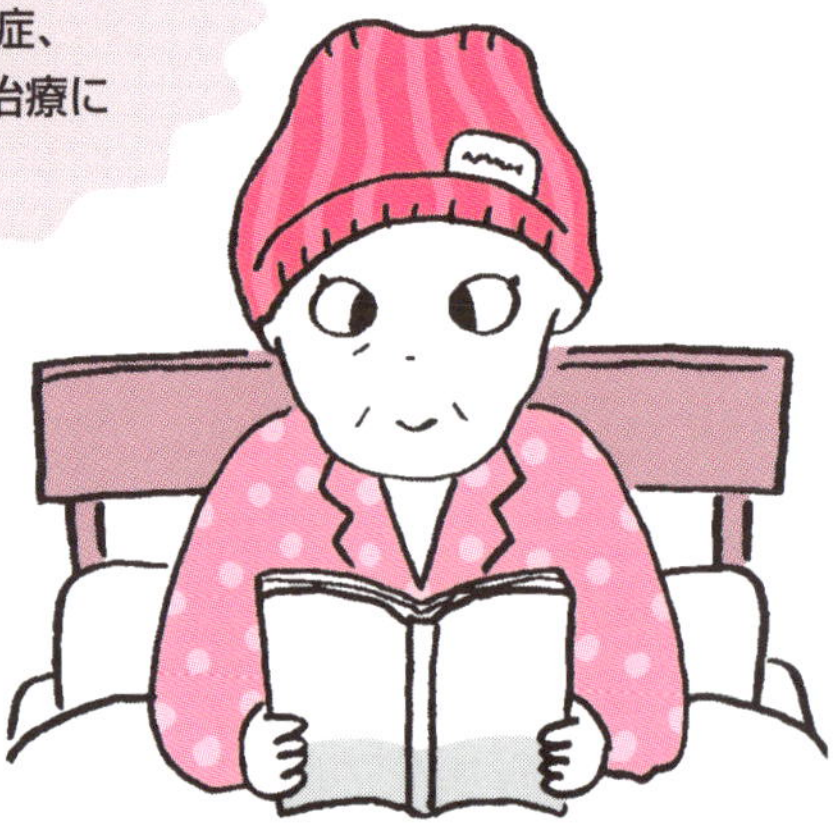

抗がん剤治療による影響の現れ方は年齢を問わず共通（→80ページ）

卵巣欠落症候群がつらいときの対処法

閉経前に両側の卵巣を切除すると、いわゆる更年期障害のような症状が現れる可能性があります。つらいようなら対処のしかたもありますので、率直に医師に相談してみましょう。

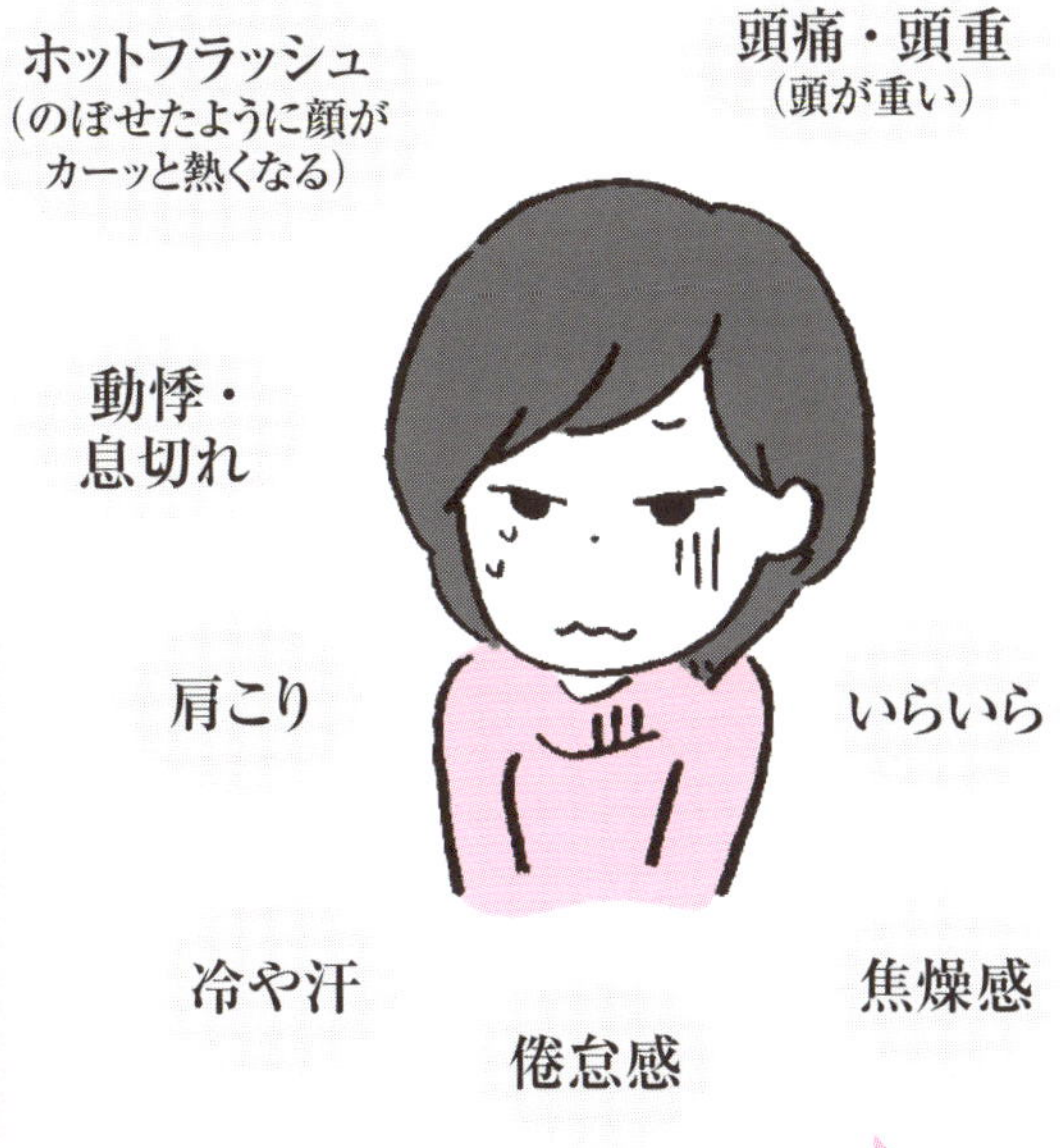
ホットフラッシュ
(のぼせたように顔がカーッと熱くなる)
頭痛・頭重
(頭が重い)
動悸・息切れ
肩こり
いらいら
冷や汗
倦怠感
焦燥感

ホルモン補充療法

エストロゲンの急激な減少が症状のもと。飲み薬や貼り薬でエストロゲンを補充すれば、症状はやわらぎます。

子宮が残っていれば、子宮内膜の過剰な増殖を防ぐためにプロゲステロンを併用しますが、子宮も摘出していればエストロゲン補充だけでかまいません。

エストロゲンと深くかかわる子宮体がんの場合、通常、ホルモン補充療法は避けますが、初期がんなら問題ない場合もありますので、主治医に相談してください。

その他

ほかにも病気があってホルモン補充療法ができない人、ホルモン剤の使用に抵抗がある人などには、漢方薬や精神安定剤で対処するという方法もあります。

骨粗しょう症対策にもなる

エストロゲンには骨を守る作用もあるため、骨粗しょう症への備えも必要です。

ホルモン補充療法は、骨粗しょう症の予防・改善にもつながります。

骨量が少ない場合には、エストロゲン製剤だけでなくビスホスホネート製剤という薬を使うこともあります。バランスのよい食事と戸外での適度な運動を心がけることも大切です。

「産む機能」が残せるかはがんの進みぐあいによる

閉経前の患者さんのなかには、「これから子どもがほしかった」という人も少なくありません。赤ちゃんを産む機能を残せるかどうかは、がんの進みぐあいによります。必ずしも希望どおりにはいかないかもしれませんが、事前に治療内容についてよく検討しておきましょう。

卵巣欠落症候群については個人差があり、ほとんど気にならないという人もいます。つらいようなら対処法を考えるという方針でよいでしょう。

治療の影響②

「女性らしさ」は子宮・卵巣の有無だけで決まらない

がんの治療を通じて、「女性らしさ」が損なわれていくように感じることもあるかもしれません。具体的な悩みを明らかにすれば、それぞれ対処のしかたもみえてきます。

相談しにくい悩みが生じることも

「がんを治すことがいちばん」という気持ちのかげに、医師や家族にも相談しにくい悩みをかかえていませんか？

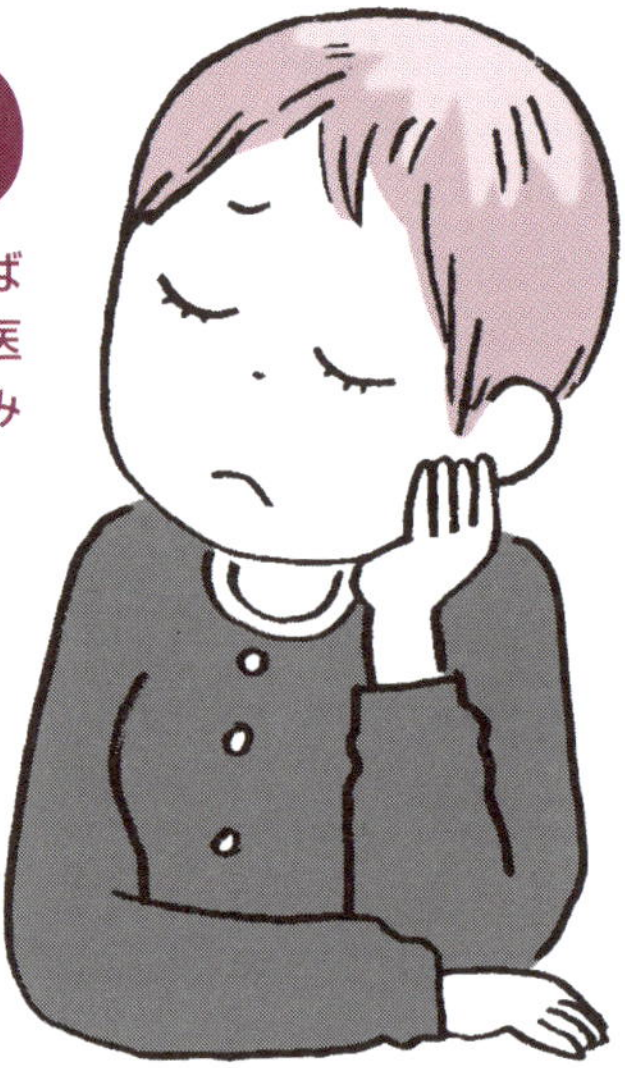

美容面の悩み

抗がん剤を使った薬物療法を受ける場合に生じやすい悩みです。脱毛は覚悟していても、実際に抜け始めるとショックが大きいもの。顔色の悪さ、薬の影響で生じやすい皮膚の黒ずみなども気持ちを暗くしがちです。

性機能への不安

治療後、性機能は保たれるのか、不安をかかえる患者さんは少なくありません。本人だけでなく、パートナーが悩んでいることもあります。

心理的な喪失感

治療中や治療後しばらくは、職場や家庭で、これまでのような役割を果たせなくなり、さびしさ、もどかしさを覚えることも。

比較的若い年齢の患者さんが子宮・卵巣の機能を失った場合、さらに喪失感が重なることもあるでしょう。

あきらめずに悩みの解決をはかろう

命にかかわるような事態を前に、「余計なこと」と患者さん本人があきらめてしまうことのなかには、見ための美しさやパートナーとの性的な関係など、いわゆる「女性らしさ」にまつわる問題があります。

なかなか口に出せない人もいるかもしれませんが、生活の質を左右する問題でもあります。悩みはかかえこまず、解決の糸口を探っていきましょう。

悩みの解決方法はきっとある

がんの治療中も治療後も、悩みは少ないにこしたことはありません。「ふだんどおりの暮らし」のなかに、いきいきと過ごすヒントはあるでしょう。

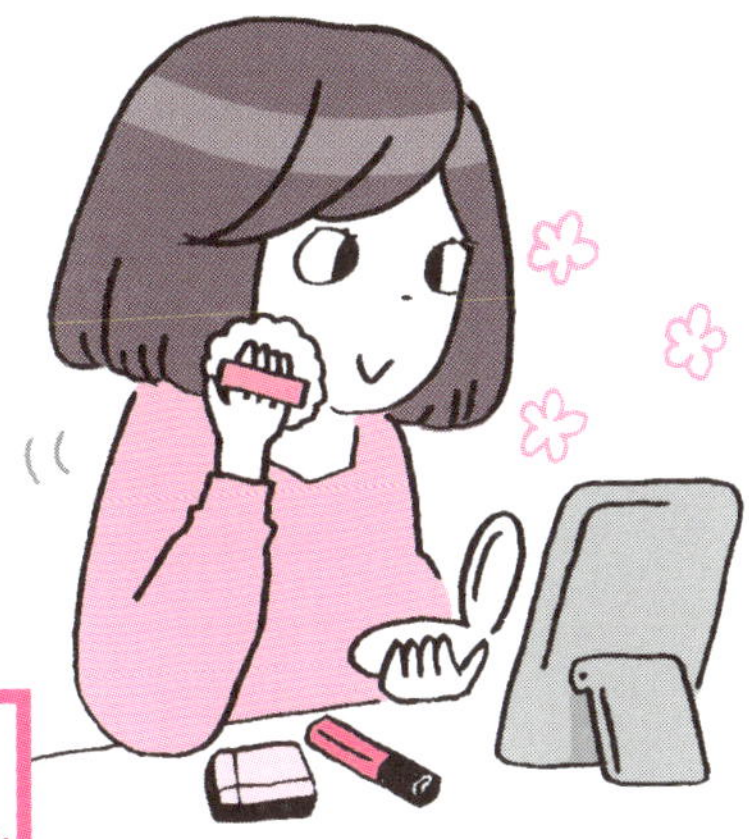

メイクアップをする

一般的には、急性期の入院中は化粧はしないものとされています。患者さんの顔色も健康状態を把握するひとつの材料になるからです。しかし、入院期間が長くなるようなら、メイクアップで気分転換をはかるのもよいでしょう。

まゆを描いたり、リップクリームで唇に艶を出したりするだけでも、鏡に映る表情は変わってくるはず。前向きな気持ちをもちやすくなります。

ウィッグ・帽子も楽しもう

抗がん剤の使用で起きる脱毛には帽子を活用しましょう（→80ページ）。

治療終了後、必ず髪は生えてきますが、はじめはペタッとしてボリュームが出ないことも。もとに戻るまで、ウィッグで気に入った髪型を楽しむのもよいでしょう。

好きなことをあきらめない

病状によって治療期間はさまざまですが、仕事や趣味など、生きがいになってきたことをあきらめる必要はありません。体がつらいときは一時的に休めばよいだけです。

ホルモン補充療法の検討も

気持ちの落ち込みには、エストロゲンの急激な低下が影響していることもあります。場合によってはホルモン補充療法を始めてみるのもよいでしょう。

性交渉への不安は解消しておこう

性の問題の大きさは、人によってもパートナーとの関係性によっても違います。気持ちはあってもためらいがあるのなら、気になる点は解消しておきましょう。

子宮を切除しても性交渉できる?

膣は残るので支障はない。病状の悪化にもつながらない

いつから大丈夫?

円錐切除術や開腹手術で子宮を摘出した場合は術後６週間くらい、腹腔鏡での子宮摘出なら３～６ヵ月※

性交痛はやわらげられる?

子宮・卵巣を切除すると潤滑液が分泌されなくなり、膣に痛みを感じやすい。市販の潤滑剤（リューブゼリー®など）を利用するとよい

※膣断端の縫合部分が完全にくっつくまで、開腹手術の場合より少し時間がかかる

閉経前の子宮がん・卵巣がん

妊娠可能な年齢は限定的。治療を優先すべきことも

「これから子どもがほしいから、どうしても子宮や卵巣は残したい」と願う患者さんも少なくありません。希望どおりの治療は可能なのか、リスクはないか、冷静な判断が必要です。

妊娠できる可能性は年々減っていく

多くの人は「月経がある間は妊娠できる」と考えがちですが、そうとはかぎりません。

下記のグラフは、100組のカップルが１年間避妊せずに性交渉を続けた場合に妊娠する確率を女性の年齢ごとに示したものです。年齢が重なるにつれ、妊娠が成立する可能性は確実に減っていく現実が読み取れます。

卵子は老いる

年齢が高くなればなるほど、卵巣内で長く眠っていた卵子が排卵される。卵子の質は低下しており、受精しにくくなる

▼年齢別妊娠確率

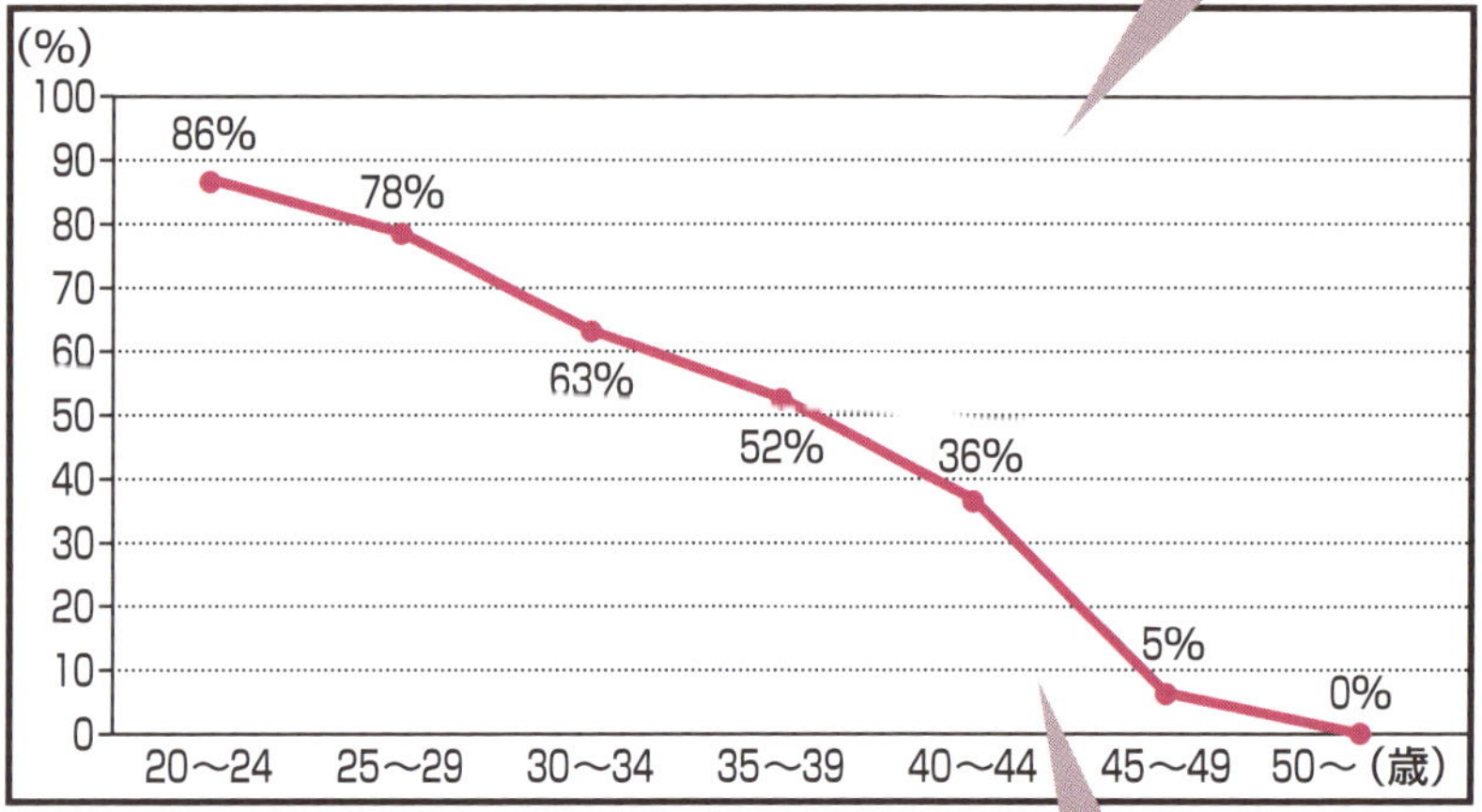

(M. Sara Rosenthal, The Fertility Sourcebook, Third Edition による)

性交渉の頻度が少なければさらに低下

受精の可能性があるのは排卵前後の数日間のみ。その間に性交渉がなければ受精は起こらず、妊娠は成立しない

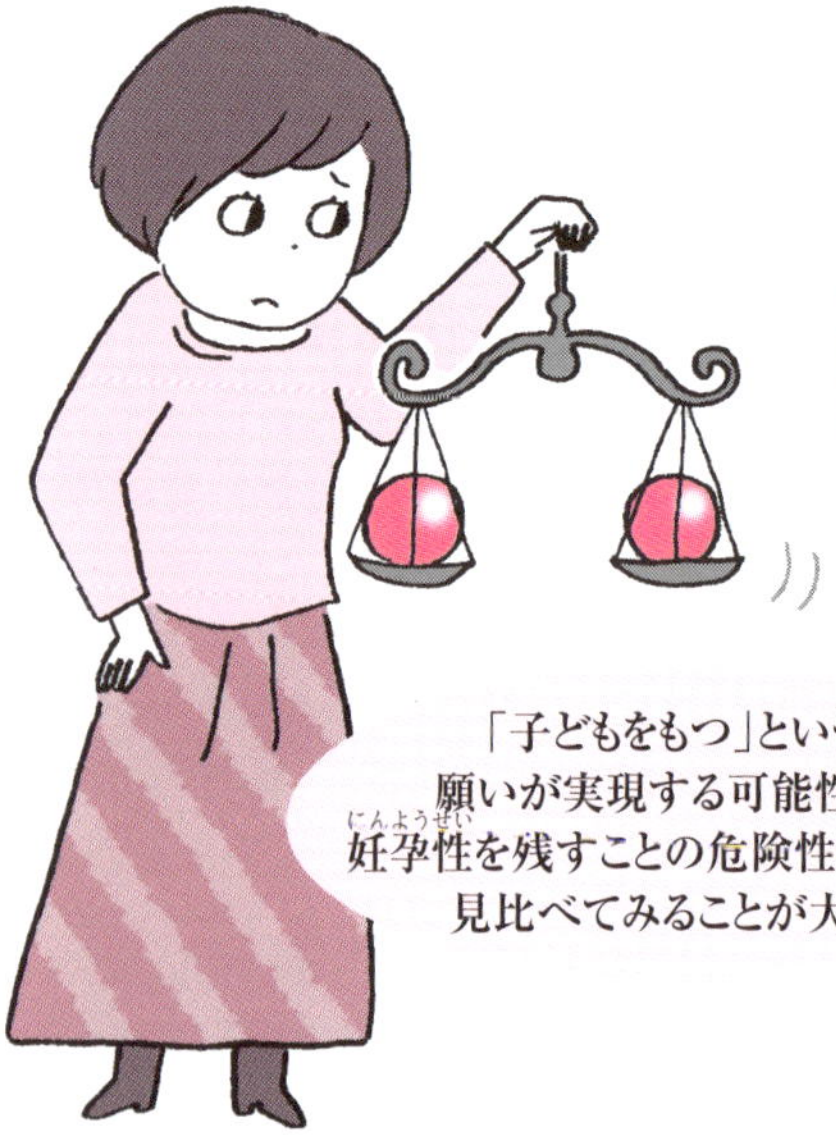

「子どもをもつ」という願いが実現する可能性と、妊孕性《にんようせい》を残すことの危険性を冷静に見比べてみることが大切

妊孕性を保つためにできるかもしれないこと

妊孕性、すなわち妊娠する機能を保つには子宮を温存すること、卵巣を少なくとも1つは残すことが必要です。ごく初期のがんや、おとなしい性質のがんであることが明らかなら検討の余地はあります。

子宮頸がん

高度異形成や上皮内がんなら円錐切除術でよいので、子宮は温存できます。IA1 期の場合、患者さんの希望が強ければ円錐切除術でもよいでしょう。IA2 期以降での子宮温存はリスクが高くなります。

中等度までの異形成なら治療は不要。妊活を開始するために改善を待つ必要もない

子宮体がん

前がん状態の子宮内膜異型増殖症や内膜限局がんなら、子宮は全摘せず、ホルモン療法で様子をみることは可能です（→ 62ページ）。ただし、その間に進行するリスクもあります。条件を満たした人のみ、トライできる方法です。

卵巣がん

20歳前後にみられる特殊ながん（胚細胞腫瘍）なら、病巣がある側の卵巣だけを摘出すればよいことが多いので、妊孕性は保てる可能性が高いでしょう。そのほかの卵巣がんでも、病巣が片側のみで卵巣の膜も破れていない IA 期なら、明らかな病巣のないもう一方の卵巣は残せることもあります。ただし、再発のリスクは高めです。

子宮や卵巣を残すことにはリスクもある

いずれ子どもをもちたいから と、子宮・卵巣を切らずに済ませる方法はないか模索し続けている人もいるでしょう。しかし、子宮や卵巣を残したからといって、必ず妊娠・出産が実現できるわけではありません。一方で、子宮や卵巣を残すことで転移・再発する確率が高まるリスクもあります。

それでも残すと決めたのなら、できるだけ早く妊娠にチャレンジしましょう。その間も必ず定期検診を続け、進行・再発がみられたら、今度は治療を優先するという覚悟も必要です。

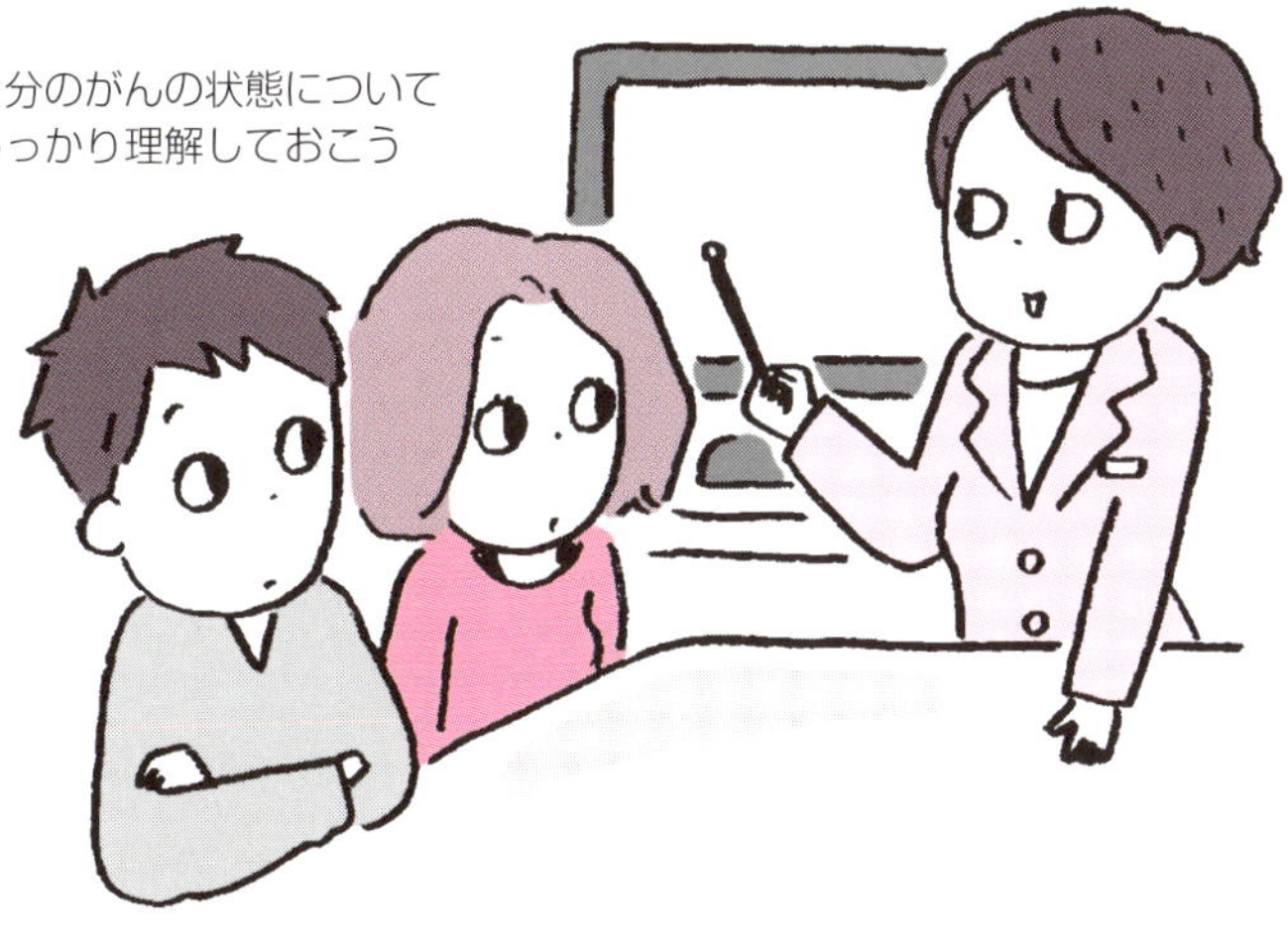

自分のがんの状態について
しっかり理解しておこう

妊娠中の子宮がん・卵巣がん

妊娠と治療を両立できる場合もある

妊娠から出産まで定期的におこなわれる妊婦健診で子宮や卵巣の異常が見つかった場合、妊娠を継続するか治療を優先するか、むずかしい判断が迫られることもあります。

妊娠中の検査で異常が見つかることも

初期の検査項目のひとつになっている子宮頸がんの細胞診や、診察時におこなわれる経腟超音波検査など、妊婦健診の際に子宮や卵巣の異常が見つかることもあります。

子宮頸部異形成・子宮頸がんの疑いがあれば精密検査で確認

細胞診で異常が見つかったら、コルポスコピー＋組織診が必要です。妊娠による変化と病変の見分けがむずかしいこと、妊娠中は大量の出血を起こしやすいために十分な量の組織を採取できないことなどから、一度の検査では診断がつかないこともあります。

治療の時期はケース・バイ・ケース

異形成や、子宮頸がんでも上皮内がんまでなら、円錐切除術などの治療は産後まで延期してもがんが広がるリスクは低いと考えられています。がんの浸潤がみられるIA1期以上なら、妊娠中の治療を考えます。

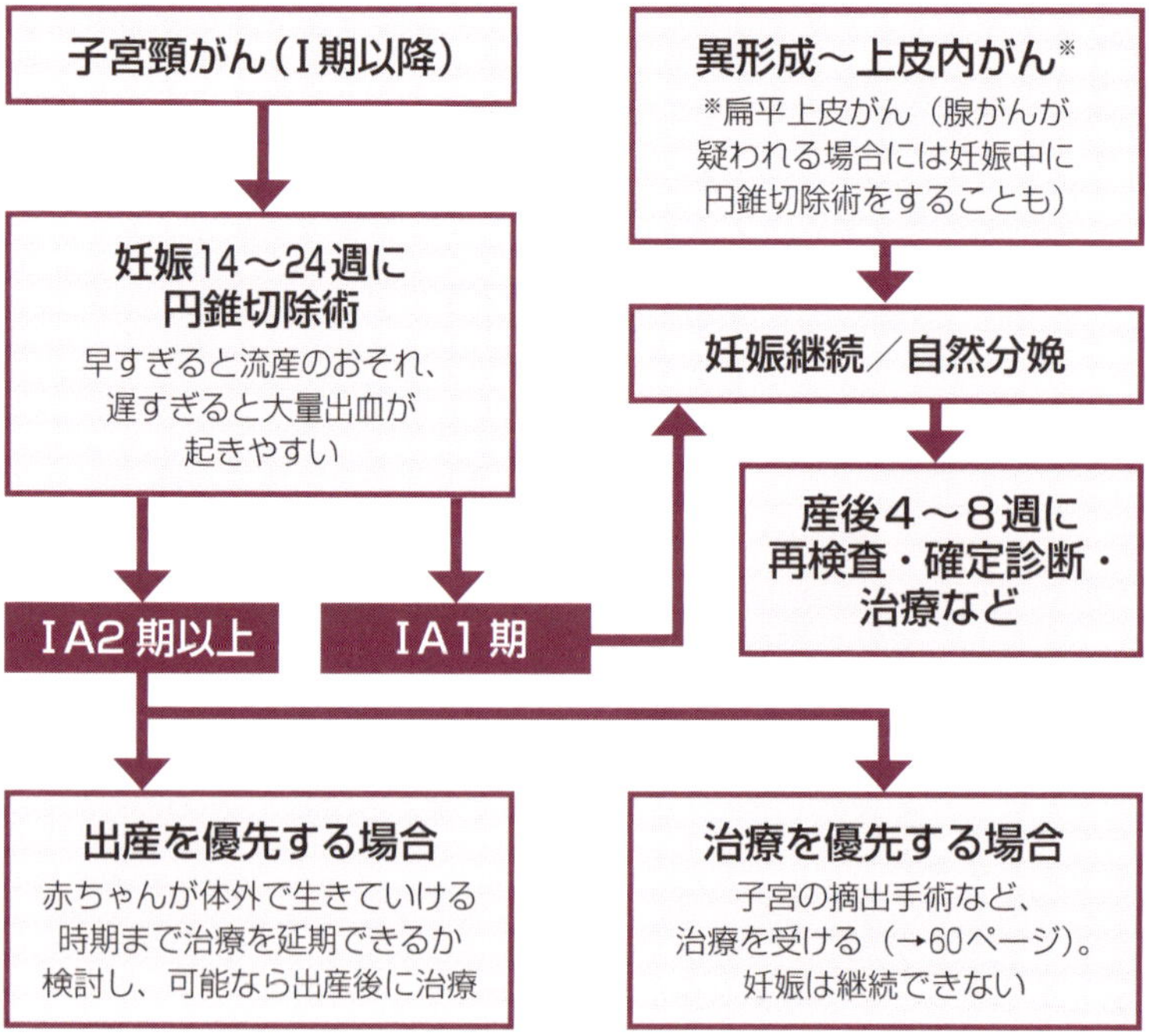

子宮頸がん（I期以降）
妊娠14～24週に
円錐切除術
早すぎると流産のおそれ、
遅すぎると大量出血が
起きやすい
IA2期以上
IA1期
異形成～上皮内がん※
※扁平上皮がん（腺がんが
疑われる場合には妊娠中に
円錐切除術をすることも）
妊娠継続／自然分娩
産後4～8週に
再検査・確定診断・
治療など
出産を優先する場合
赤ちゃんが体外で生きていける
時期まで治療を延期できるか
検討し、可能なら出産後に治療
治療を優先する場合
子宮の摘出手術など、
治療を受ける（→60ページ）。
妊娠は継続できない

両立をはかるとしたら……

がんが卵巣内にとどまっているようなら、卵巣を摘出して組織を調べます。悪性度が低ければ、そのまま妊娠継続が可能です。

判断がむずかしいのは、悪性度が高かったり予想以上に広がっていたりした場合です。

▼悪性度が高い卵巣がんの場合

22週未満　卵巣がんの治療に専念するなら、この時期に卵巣・子宮などを摘出する

↓

22〜28週　妊娠を継続する場合は抗がん剤の使用を検討。中期以降なら胎児への影響は少ない

↓

28週以上　育つ可能性が高くなる。早めに分娩させ、卵巣がんの治療に専念

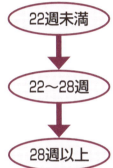

卵巣の腫れの多くは一過性だが、がんの疑いがあれば治療する

妊娠初期には黄体が大量のプロゲステロンをつくる影響で嚢胞ができ、卵巣が大きくみえることがあります。この場合、妊娠12〜13週には小さくなるので心配は無用です。悪性が疑われる場合には、MRI検査や腫瘍マーカーなどの検査もおこないます。卵巣外までがんが広がっていれば妊娠の継続は困難です。すぐに治療に専念します。

早めに見つかれば出産には支障ない

妊婦健診がきっかけで、子宮や卵巣になんらかの異常が見つかることもあります。

ただ、子宮頸部細胞診ではほとんどが異形成、子宮頸がんならＩＡ期までの段階で見つかっています。妊娠中に子宮体がんになることはまずありません。また、卵巣の腫れはよくみられますが、卵巣がんであることはまれですので、出産には支障がないことが多いでしょう。

一方で、治療を急いだほうがよい状態で見つかった場合、母体の命を守るために妊娠は継続できないこともあります。

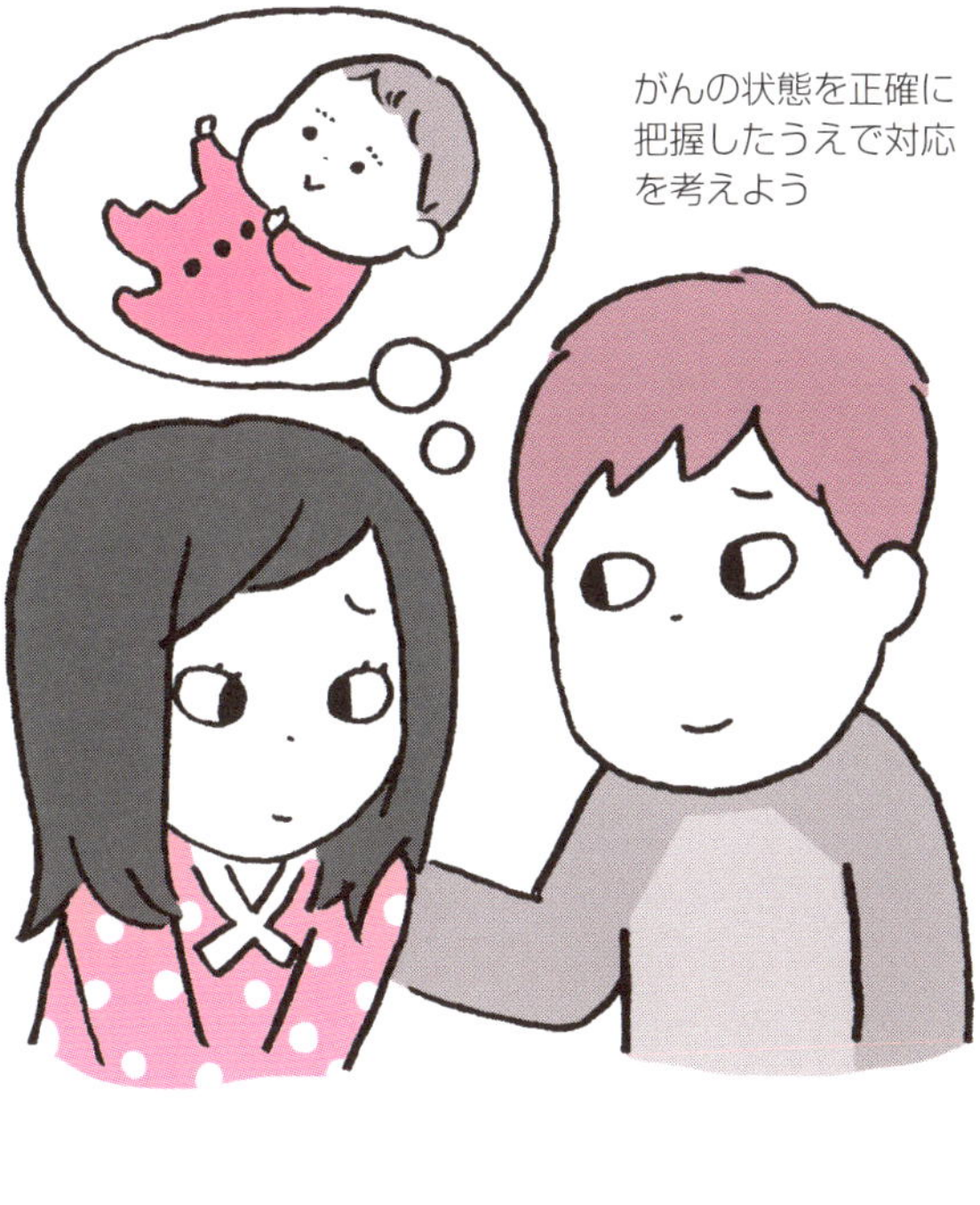

がんの状態を正確に把握したうえで対応を考えよう

COLUMN

卵子・卵巣の凍結保存で将来、出産できる？

子宮や卵巣のがんの場合 実現性は低い

近年、卵巣機能が損なわれる前に、将来の妊娠・出産に備えて、採取した卵子や、摘出した卵巣を凍結保存するという方法が実用化されています。

抗がん剤の使用などを予定しているがんの患者さんなども対象になりますが、子宮や卵巣のがんの場合、卵子や卵巣を凍結保存しても治療後の妊娠・出産に結びつくことはまれです。卵巣にがんがあれば、採卵は非常に危険ですし、卵巣凍結しておいたところで移植することはできません。また、子宮を摘出すれば、受精卵を戻すところがなくなります。日本では、ほかの女性の子宮を借りるという代理出産は、医学的にも法律的にも認められていません。

なお、放射線照射によって卵巣機能が損なわれるおそれがある場合には、あらかじめおなかの中の別の場所に卵巣を移す手術が可能です。凍結保存をする必要は低いと言えるでしょう。

卵巣凍結保存

切除した卵巣の組織を
保存しておき、
妊娠可能な時期がきたら
体内に戻して移植する

**卵巣にがんが
あったら戻せない**

卵子凍結保存

排卵誘発剤を使って採取した
卵子そのものか、体外受精した
受精卵を凍結保存しておく。
卵子だけの保存の場合、子宮に
戻す前に解凍したうえで
体外受精させる

**子宮がなければ
戻せない**

4

子宮がん、卵巣がんの最新治療法

子宮頸がん、子宮体がん、卵巣がん。
それぞれ違うがんではありますが、
治療のしかたは共通するところが少なくありません。
これから、どのように治していくのか、
治療に伴い、どのような負担が生じるのか。
治療法の実際を知ることで見通しが立ちやすくなるでしょう。

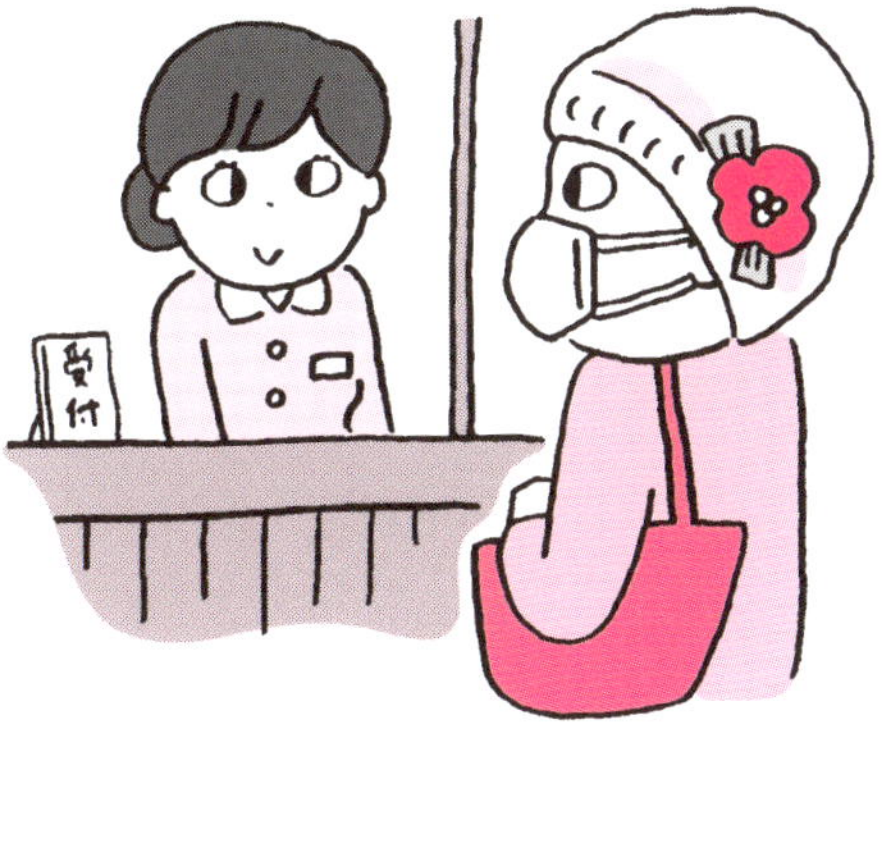

治療の基本

手術が基本。薬や放射線治療も活用する

子宮や卵巣のがんにかぎらず、がんの主な治療法は、手術と、抗がん剤などを使った薬物療法、放射線治療の三つがありますが、可能なかぎり手術で切除するのが基本です。

がんの発生

メインの治療は1～3種類

ごく小さながんで、転移が生じているおそれがなければ手術のみで治療可能です。やや広がっていれば、どこかに潜んでいるかもしれないがん細胞の増殖を防いで再発・転移を予防するために、薬物療法や放射線治療のどちらか、または両方を追加します。

外科手術

子宮がん・卵巣がん治療の基本。切除範囲はがんが発生した部位や広がり方で異なります。

■子宮頸がん⇒ 60ページ
■子宮体がん⇒ 62ページ
■卵巣がん⇒ 64ページ
■外科手術全般⇒ 66 ～ 69ページ

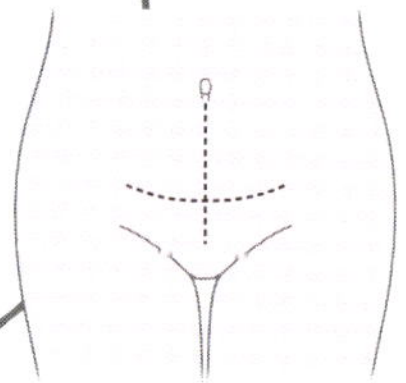

薬物療法（化学療法）

手術後に追加されることが多い治療法ですが、手術可能な状態にするための術前療法や、がんの広がりが大きく手術がむずかしいときのメインの治療法になることもあります。抗がん剤を使った薬物療法は「化学療法」といわれますが、近年は抗がん剤とは異なる分子標的薬というタイプの薬も使われるため、薬物療法と総称することも増えています。

⇒ 74 ～ 81ページ

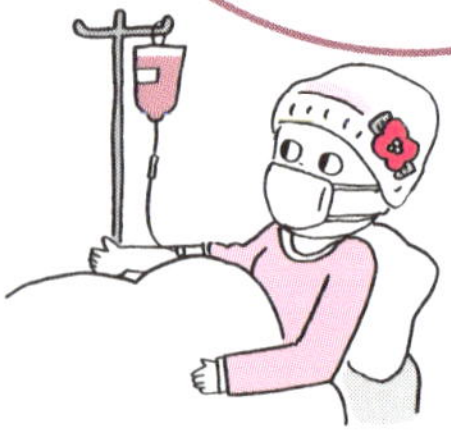

▼入院期間の目安

0～2日
初期の子宮頸がん（上皮内がん）に対する円錐切除術は、日帰り手術を実施している医療機関もある。入院の場合も1泊2日程度

▼

1週間～1ヵ月
手術だけ、あるいは手術後の追加治療は通院で受ける場合

▼

1ヵ月以上
手術の前後に薬物療法をおこなう場合や、術後、放射線治療と薬物療法を併用する場合など

手術には二つの目的がある

「手術で切除できるがんは、まず手術で取り除く」というのががん治療の原則です。手術で病巣を取り出すことには、「体内からがん細胞をなくす」という治療的な意味だけでなく、「がんの正体を正確に把握する」という診断的な意味もあります。手術前の検査である程度のことはわかっても、実際に切ってみなければ、がんの深さや広がりぐあいなどは正確にはわかりません。手術で切除した組織を調べて、薬物療法や放射線治療を追加したほうがよいかなど、判断するのです。

ただ、術前の検査で手術では取り切れないほどがんが広がっている場合には、薬物療法や放射線治療の役割が大きくなります。

その他の治療法

メインの治療をおこなっている間は、ほかの治療は試すべきではありません。本来の治療の妨げになったり、副作用が生じやすくなったりするおそれがあります。後遺症、合併症などに対し、どちらの施設が責任をもって対処するかなど、問題になることもあります。

メインの治療で十分な効果が得られない場合などに試したい治療法があれば、主治医に率直に相談してください。臨床試験への参加などが可能な場合もあります。

●保険適用外の薬剤

海外では使用されているが日本では認可されていない薬など

●免疫療法

自分の血液に含まれるリンパ球や樹状細胞など、免疫細胞を利用した治療法

など

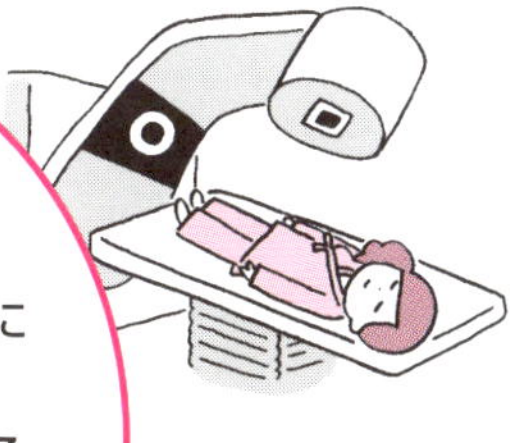

放射線治療

主に子宮頸がんの治療に用いられる治療法です。手術後、切除した病巣のまわりにひそんでいるかもしれないがん細胞を叩くために追加されることが多く、抗がん剤と組み合わせることもあります。手術にかわるメインの治療法とされることもあります。

⇒ 70 ～ 73ページ

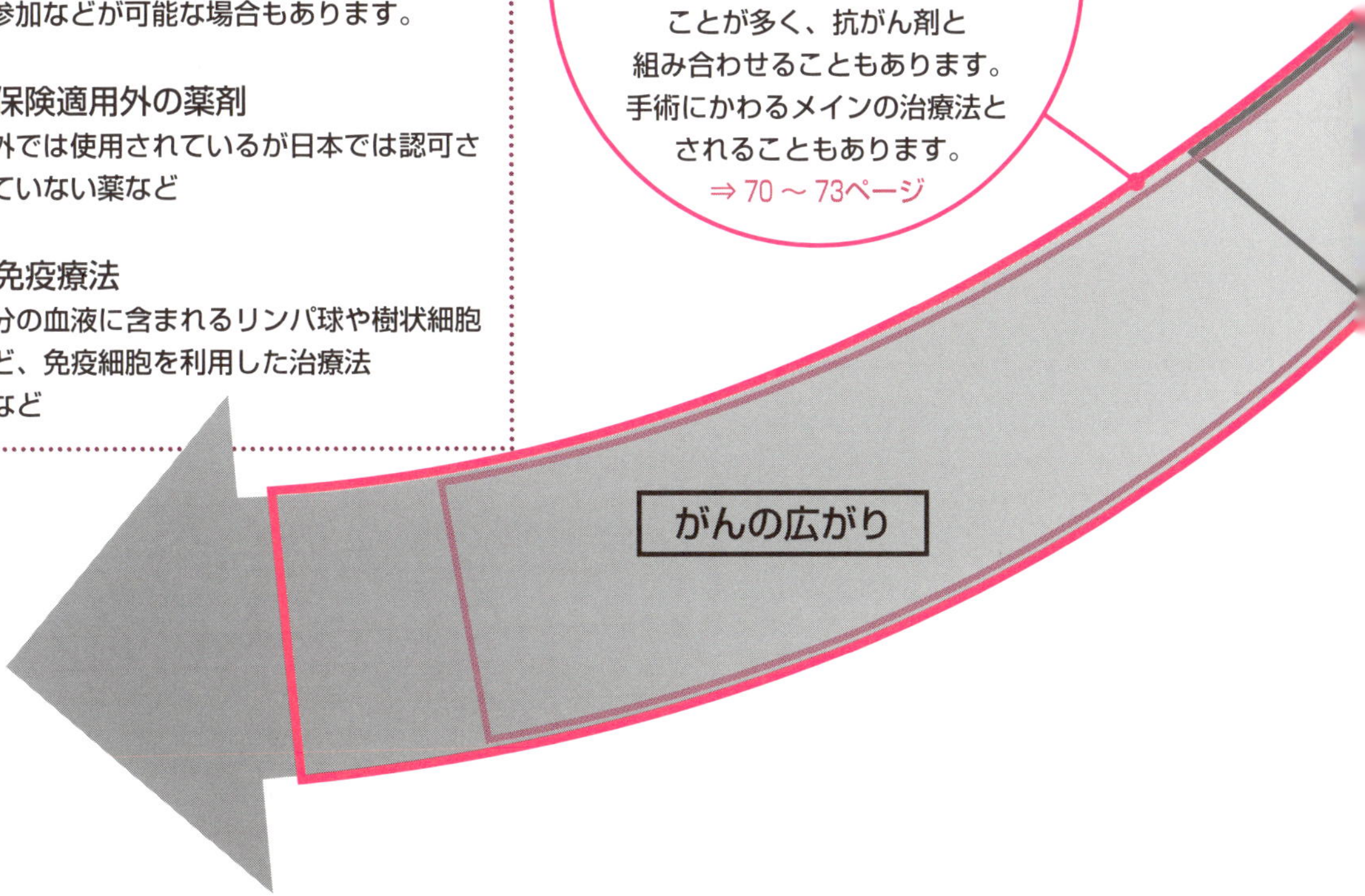

治療方針を決める

「確実に治す」「負担は軽く」を二大目標にする

治療方針の原則はあっても、具体的な治療の進め方は個々の患者さんによって違います。どのように治していくか医師の説明をよく聞き、理解・納得したうえで治療に臨みましょう。

最適な「治し方」を選ぶポイント

がんの診断がついたら、今後の治療方針を決めます。どのような手術をするか、薬物療法や放射線治療をおこなう場合は、いつ、どのように進めるかなど、個々の患者さんに合った治し方を考えることが必要です。

治療方針の決定

術前に判断した進行期
がんの大きさや深さ、広がりなどを画像検査で確認し、進行期を判断する（臨床進行期）

進行期別の標準的な治療法
日本婦人科腫瘍学会による治療ガイドラインで推奨される治療法
（→60、62、64ページ）

患者さんの全身状態
がん以外の合併症の有無、患者さんの年齢、体力など

妊娠・出産の希望
子宮や卵巣を残したいという希望が強いかどうか

↓

手術

↓

治療方針の再検討

実際の進行期・がんの性質
組織を詳しく調べる検査を病理検査という。術後の病理検査でがんの深さや広がりを確認することで実際の進行期がわかる。細胞の形状などから、がんの組織型や悪性度の高さなどもわかる

再発・転移のリスク
臨床進行期と実際の進行期が異なった場合や、がんの悪性度によっては、再発・転移のリスクの見込みが手術前とは変わってくることもある。その場合には、治療方針の見直しが必要

→ **治療を終了するか、追加治療をおこなうか決定**

医療機関は賢く使い分ける

医療機関には総合病院・大学病院から、婦人科専門のクリニックまでいろいろな施設があります。賢く使い分けるとよいでしょう。

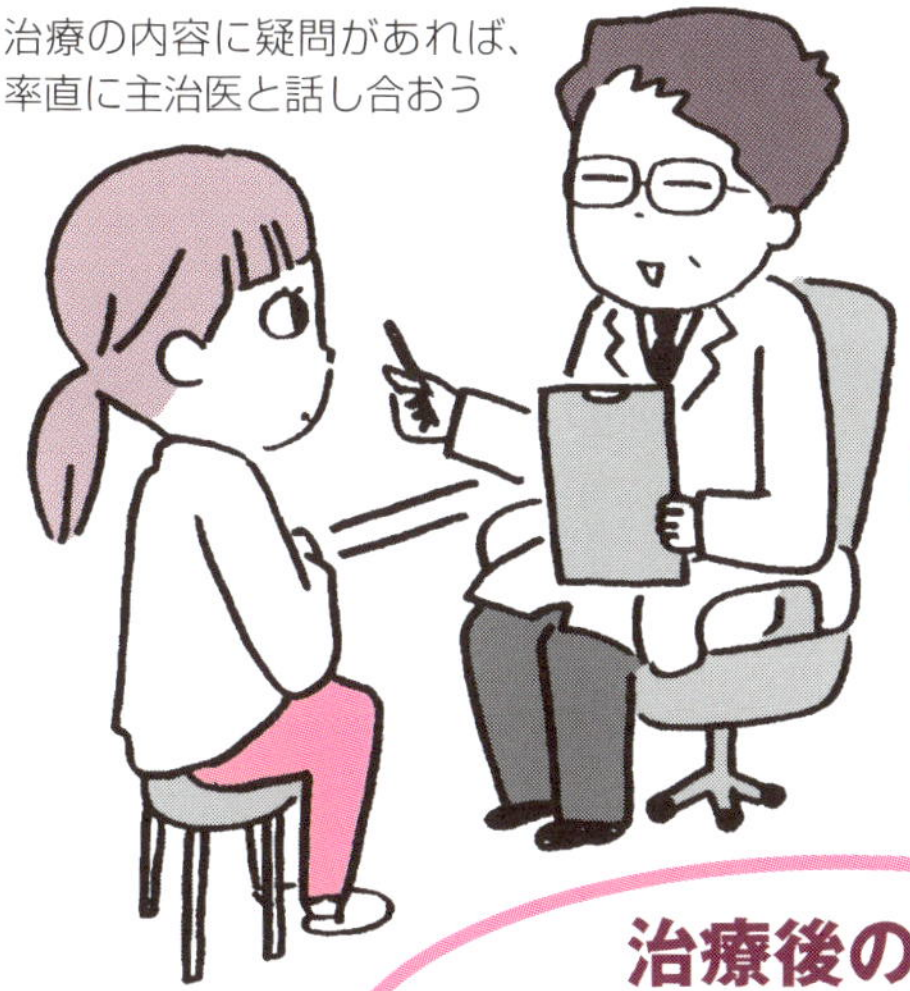

治療の内容に疑問があれば、率直に主治医と話し合おう

がん検診
近隣の通いやすいクリニックなどでよい

↓

精密検査・治療
異常があれば、手術なども可能な病院へ。
がんと診断されたあと、どこで治療を受けるかは、各施設の設備や過去の治療実績などを確認したうえで改めて決めてもよい

↓

治療後の通院
治療終了後５～10年間は、定期検診が必要。
治療を受けた病院で紹介状を書いてもらい、通院しやすい近隣の医療機関に移ってもよい

↔

セカンドオピニオンの相談先
大きな病院では「セカンドオピニオン外来」を設けているところも多い。主治医が示す治療法でよいかどうか迷うときなどに利用し、別の専門家の意見を聞いてみてもよい

同じがん、同じ進行期でも治療内容は違うことも

治療方針を決めるうえでは、効果の確実性と、治療そのものが及ぼす負担の大きさのバランスを考えていくことが必要です。

そのため、同じがんで進行期が同じでも、みなが同じ治療を受けるわけではありません。患者さんの年齢や出産の希望の有無、全身の状態などによって、治療内容が変わることはあります。

医師と率直に話し合おう

医師が示す治療方針に納得がいかなければ、率直に話し合ってください。場合によっては、別の医療機関にセカンドオピニオンを求めてもよいでしょう。

ただ、自分の願いをすべて受け入れてくれる医療機関を探し回るのは避けたほうがよいでしょう。がんは進行していく病気です。時間を無駄にするのは危険です。

子宮頸がんの標準的な治療法

初期なら子宮は残せる。進んでいれば残せない

子宮頸がんは、初期なら子宮体部を残す治療が可能です。しかし、ある程度進行していれば円錐切除術では対処できません。全摘手術や放射線治療などが必要になります。

Ⅱ期までなら手術が基本になる

子宮頸がんのⅡ期までは、手術がメインの治療法になります。場合によっては、再発予防のために術後に放射線治療が追加されることもあります。

上皮内がん

IA1期までなら円錐切除術も可能

- レーザー蒸散術（→29 ページ）
- または
- 円錐切除術（→29 ページ）

Ⅰ期 がんが子宮頸部にとどまる

IA

- 単純子宮全摘術（→66 ページ）
- または
- 準広汎子宮全摘術（→66 ページ）

IA2期ならリンパ節郭清もする。IA1期でも腺がんならリンパ節郭清することがある

IB

手術が基本だが、腫瘍径4cm以内のＩB1期は放射線治療、4cmを超えるＩB2期は同時化学放射線療法でもよい

- 広汎子宮全摘術（→66 ページ）
- ＋
- 骨盤リンパ節郭清《かくせい》術（→67 ページ）
- ＋
- 薬物療法（化学療法）

標準外の治療法

円錐切除術では治療できないＩA2期、ＩB2期で、妊娠を強く希望する場合には、子宮体部を残して腟とつなげる広汎子宮頸部摘出術を試みることもある（→66 ページ）

初期のがんなら円錐切除術で治療完了

子宮頸がんは、ごく初期の段階なら円錐切除術での治療が可能です。子宮頸部の一部だけを切除することで治療は完了します。

大半の子宮頸がんは、放射線治療や抗がん剤の効果が期待できる扁平上皮がんです。ある程度進行している場合は、手術後にこれらの治療を追加することもあります。がんの広がりが大きいIII期以降は、放射線治療と薬物療法を同時期に進める同時化学放射線療法が選択されます。

子宮頸がんの進行期の詳細については30ページ、各治療法の詳細については66～81ページ参照

Ⅳ期 ほかの臓器にもがんがみられる		Ⅲ期 膣の下部や骨盤壁までがんが拡大		Ⅱ期 膣の上部や子宮を支える靭帯に広がる	
ⅣB	ⅣA	ⅢB	ⅢA	ⅡB	ⅡA
ⅣA期は同時化学放射線療法、ⅣB期は薬物療法のほか、遠隔転移巣の切除、放射線治療などをおこなうこともある		Ⅲ期では手術はせず、同時化学放射線療法が標準的		手術が基本だが、ⅡA1期は放射線治療、ⅡA2期は同時化学放射線療法でもよい	

両側付属器切除術
（卵巣・卵管の切除）（→66ページ）

放射線治療
（→70ページ）

＋

薬物療法（化学療法）
（→74ページ）

（日本婦人科腫瘍学会編『子宮頸癌治療ガイドライン 2011年版』をもとに作成）

子宮体がんの標準的な治療法

どの段階でも子宮・卵巣の摘出が基本

子宮体がんの治療は、子宮と両側の卵巣を摘出するのが基本です。体がんの九割を占める腺がんは放射線治療の効果が出にくいため、多くの場合、手術のみで治療を終えます。

ホルモン療法の効果は限定的

妊娠・出産を強く希望する場合、子宮内膜異型増殖症や、悪性度の低い子宮内膜にとどまっている類内膜腺がんなら、ホルモン療法も選択可能です。プロゲステロン剤を半年～１年程度服用し、子宮内膜全面掻爬で状態をチェックします。

ただ、確実に治るとはかぎりません。半数ほどは病変が消えなかったり、一度消えても再発したりすると報告されています。

切除範囲は広がり方で異なる

子宮の全摘術と両側付属器切除術に加えて、リンパ節郭清をするかしないか、するとしたらどの範囲までするかは、がんの広がり方や悪性度などによります。

Ⅲ期以降なら、術前あるいは術後に抗がん剤治療も追加します。

Ⅰ期 がんが子宮体部にとどまる		子宮内膜 異型増殖症
ⅠB	ⅠA	

単純子宮全摘術
（→66ページ）

または

準広汎子宮全摘術
（→66ページ）

子宮内膜異型増殖症の場合、転移が起きている可能性はほとんどないため、子宮を全摘するだけでよい。Ⅰ期以降は卵巣・卵管の切除もおこなう

子宮の手術と併せておこなう

＋

両側付属器切除術
（卵巣・卵管の切除）（→66ページ）

＋

リンパ節郭清術
（→67ページ）

ⅠA期なら、がんのグレードなどによって骨盤リンパ節郭清。ⅠB期では骨盤リンパ節のほか、腫瘍の大きさやグレードによっては傍大動脈リンパ節も郭清する

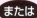

郵便はがき

料金受取人払郵便

小石川局承認

1599

差出有効期間
平成29年11月
1日まで

112-8731

東京都文京区音羽二丁目
十二番二十一号

講談社第一事業局企画部
からだとこころ
編集チーム 行

(フリガナ)
ご芳名　　　　　　　　　　　　　　　　男・女（　　歳）

メールアドレス

ご自宅住所　（〒　　　　　　）

ご職業　1 大学院生　2 大学生　3 短大生　4 高校生　5 中学生　6 各種学校生徒　7 教職員　8 公務員　9 会社員(事務系)　10 会社員(技術系)　11 会社役員　12 研究職　13 自由業　14 サービス業　15 商工業　16 自営業　17 農林漁業　18 主婦　19 家事手伝い　20 フリーター　21 その他(　　　　)

★今後、講談社から各種ご案内やアンケートのお願いをお送りしてもよろしいでしょうか。ご承諾いただける方は、下の□の中に○をご記入ください。

□ **講談社からの案内を受け取ることを承諾します**

TY 000062-1504

愛読者カード

ご購読ありがとうございます。皆様のご意見を今後の企画の参考にさせていただきたいと存じます。ご記入のうえご投函くださいますようお願いいたします（切手は不要です）。

お買い上げいただいた本のタイトル

●本書をご購入いただいた動機をお聞かせください。

●本書についてのご意見・ご感想をお聞かせください。

●今後の書籍の出版で、どのような企画をお望みでしょうか。
興味のある分野と著者について、具体的にお聞かせください。

●本書は何でお知りになりましたか。
1. 新聞（　　　）　2. 雑誌（　　　）　3. 書店で見て
4. 書評を見て　5. 人にすすめられて　6. その他

手術による治療が中心になる

子宮体がんの治療は、手術が中心です。子宮頸がんにくらべて卵管や卵巣に転移しやすく、放射線、抗がん剤の治療効果が高いとはいえないため、I期以降は卵管・卵巣も切除します。

子宮内膜異型増殖症と診断されている場合でも、閉経後や、閉経前でも出産を希望しなければ、全摘がすすめられます。全摘した子宮を調べると、半数くらいにがん細胞が見つかるからです。

子宮肉腫の治療方針

子宮の筋肉に発生する子宮肉腫のうち、がん肉腫という組織型のものは子宮内膜にできる子宮体がんと同じように治療します。

平滑筋肉腫と子宮内膜間質肉腫は、血管にがん細胞が入り込んで転移を起こしやすいことから、子宮と卵管・卵巣の切除に加え、I期から抗がん剤を併用することが大半です。

Ⅳ期 ほかの臓器にもがんがみられる		Ⅲ期 がんが子宮の外側に広がる			Ⅱ期 がんが子宮頸部に広がる
ⅣB	ⅣA	ⅢC	ⅢB	ⅢA	

Ⅳ期では、まず薬物療法をおこない、その効果や症状をみながら次の治療を決める

単純子宮全摘術
(→66ページ)

または

または

広汎子宮全摘術
(→66ページ)

Ⅲ期では骨盤リンパ節も傍大動脈リンパ節も郭清する。術前あるいは術後に薬物療法をおこなう

子宮体がんの進行期の詳細については34ページ、各治療法の詳細については66～81ページ参照

＋

薬物療法（化学療法）
(→74ページ)

（日本婦人科腫瘍学会編『子宮体がん治療ガイドライン2013年版』をもとに作成）

卵巣がんの標準的な治療法

早い段階から薬物療法の役割が大きい

卵巣がんの大半を占める表層上皮性・間質性腫瘍では、子宮も含めた広い範囲を手術で切除します。抗がん剤がよく効くことも多く、薬物療法の役割は重要です。

手術と薬物療法の組み合わせで治す

卵巣がんは多くの場合、手術と薬物療法を組み合わせた治療が必要になります。治療期間は長くなることも多いので、あせらずじっくり取り組んでいきましょう。

妊娠・出産の希望が強ければ、病巣のない健康な側の卵巣と卵管、子宮は残すこともある。表層上皮性・間質性腫瘍は ⅠA期のみ、若い女性にみられる胚細胞腫瘍は、Ⅲ期でも残せる可能性がある

Ⅱ期 卵巣のがんが骨盤内に広がる		Ⅰ期 がんが卵巣にとどまる		
ⅡB	ⅡA	ⅠC	ⅠB	ⅠA

単純子宮全摘術
（→66 ページ）

＋

両側付属器切除術
（卵巣・卵管の切除）（→66 ページ）

＋

リンパ節郭清術
（骨盤リンパ節・傍大動脈リンパ節）（→67 ページ）

＋

大網《たいもう》切除術
（→67 ページ）

＋

骨盤内腫瘍の切除

膀胱と子宮の間や、子宮と直腸の間（ダグラス窩《か》）の腹膜にできた腫瘍を切除する

卵巣の膜が破れた状態で見つかったＩＣ期なら、手術後、薬物療法も追加する

卵巣がんの進行期の詳細については38ページ、各治療法の詳細については66～81ページ参照

卵巣だけでなく子宮も摘出する

手術では、卵巣だけでなく子宮やリンパ節、大網という胃から下がっている脂肪組織（→67ページ）などを切除し、IC期以降なら薬物療法も組み合わせます。ただし、悪性度の低い境界悪性腫瘍は、リンパ節郭清や薬物療法はおこなわないのが一般的です。

Ⅳ期 腹膜播種を除く遠隔転移がみられる		Ⅲ期 卵巣のがんが近くのリンパ節や骨盤外の腹膜に広がる		
ⅣB	ⅣA	ⅢC	ⅢB	ⅢA

Ⅳ期では、まず薬物療法をおこない、その効果や症状をみながら次の治療を決める

＋

がんが広がった腹膜や臓器の切除

播種のみられる腹膜や、がんが広がった直腸やS状結腸などを切除する

＋

薬物療法（化学療法）
（→74ページ）

Ⅲ期では、手術をしてから薬物療法をおこなう方法と、試験開腹術※のあと、薬物療法でがんを小さくしてから手術、その後また薬物療法を追加する方法がある

※がんの組織の一部を採取して組織型を調べたり、がんの広がりを確認したりするためにおこなう手術

（日本婦人科腫瘍学会編『卵巣がん治療ガイドライン2015年版』をもとに作成）

外科手術①

がんの位置、広がり方などで切除範囲は違う

早期の子宮頸がん以外、子宮や卵巣のがんの多くは、子宮と卵巣をあわせて切除することになります。がんの進みぐあいによっては、さらに広い範囲を切除することもあります。

基本は子宮全摘術

子宮の頸部も体部もすべて切除する子宮全摘手術は、子宮のまわりの組織をどこまで切除範囲に含めるかで大きく３つに分けられます。

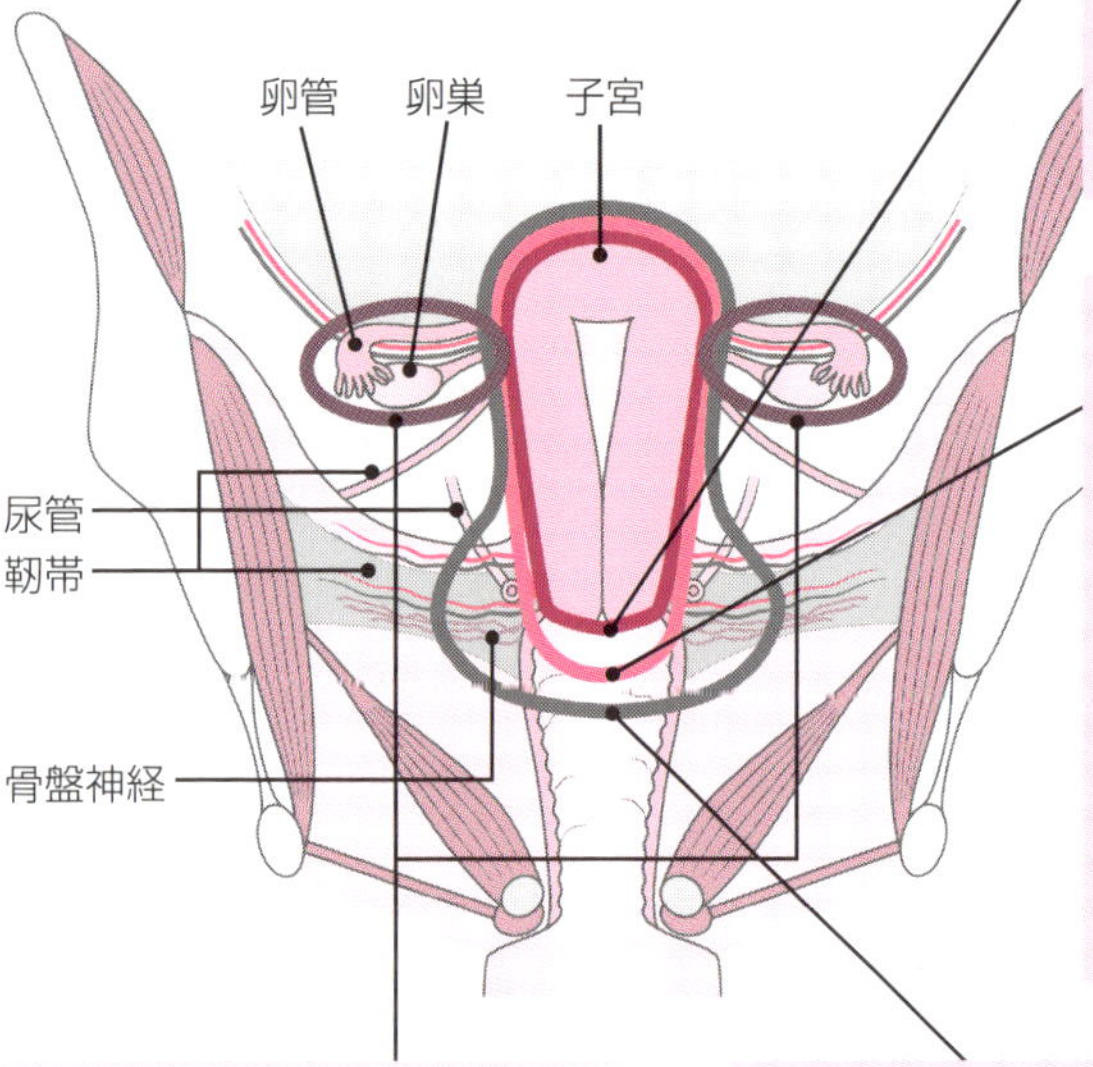

単純子宮全摘術

子宮を支えている靭帯など、子宮傍組織と呼ばれるまわりの組織はほとんど切除せず、子宮だけを摘出する

準広汎子宮全摘術

子宮頸部のまわりの組織を少しつけた状態で子宮を摘出する。切除範囲は単純子宮全摘術より広く、広汎子宮全摘術より狭い

付属器切除術

付属器とは、卵巣と卵管のこと。子宮や卵巣のがんでは、卵巣だけでなく卵管まで含めて切除する

広汎子宮全摘術

子宮とともに子宮頸部のまわりの子宮傍組織や、子宮頸部につながる膣の一部を切除する。膀胱につながる神経が傷つきやすく、排尿障害を起こすおそれがある（→88 ページ）

広汎子宮頸部摘出術

子宮頸部をまわりの靭帯などを十分につけた状態で切除し、残した子宮体部と膣とをつなぐ方法。子宮頸がんの比較的早期で、妊娠・出産の希望が強い場合のみ（→60 ページ）

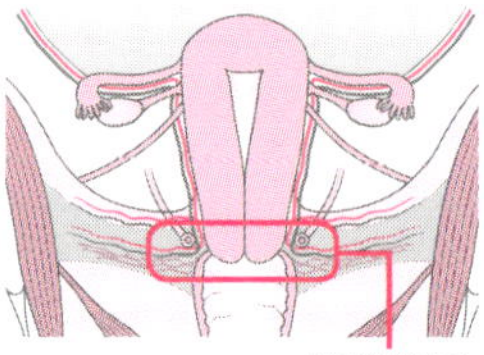

さらに広い範囲になることも

子宮や卵巣に加え、がんが転移しやすいリンパ節や膜状の組織、がんが浸潤した組織などをまとめて切除することもあります。

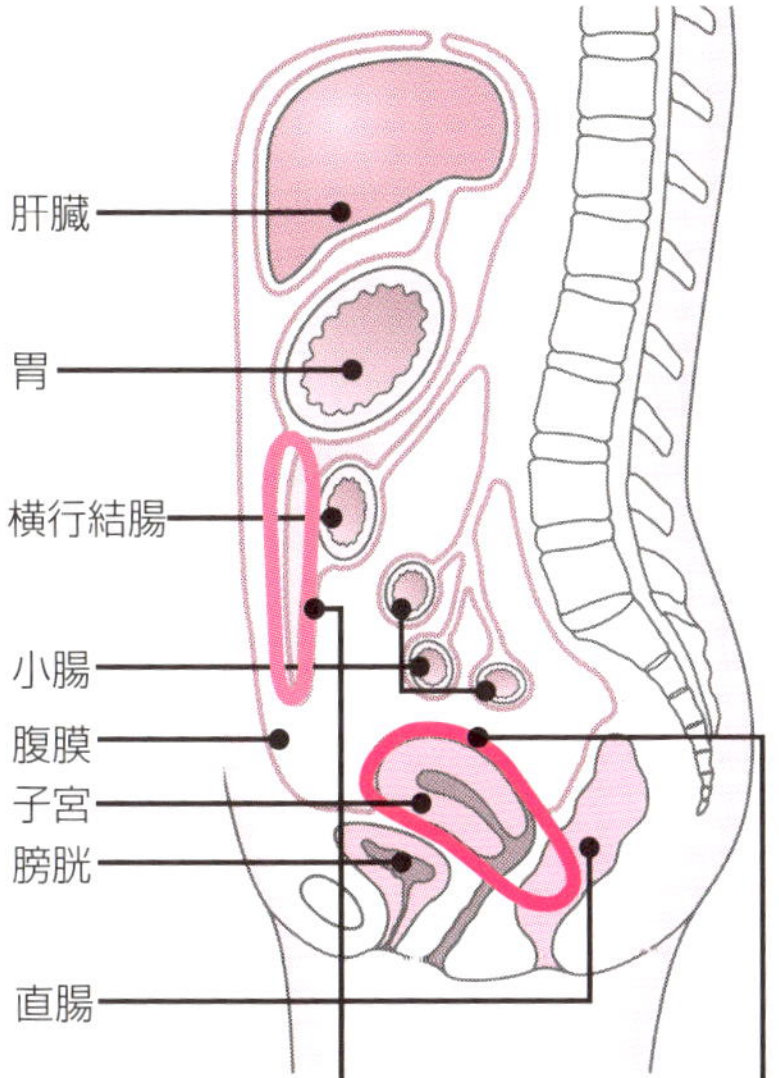

大網切除術

大網は胃の底から下がっている脂肪の膜。卵巣がんでは切除が原則。臓器とおなかの肉とのしきりのようなもので、切除してもとくに問題は起きない

直腸低位前方切除術

卵巣がんで生じやすい骨盤内腫瘍に対する手術法。子宮と直腸の間（ダグラス窩）にできた腫瘍を無理に切除しようとすると直腸を傷つけるおそれがあるため、子宮・卵巣・卵管とダグラス窩の腫瘍、直腸の一部を一緒に切除する

リンパ節郭清

リンパ節は、リンパ液が流れるリンパ管のところどころにみられるふくらみ。リンパの流れに乗ったがん細胞がたどりついて転移巣をつくりやすいため、一定範囲のリンパ節をリンパ管ごと切除することをリンパ節郭清という。子宮や卵巣のがんでは骨盤リンパ節や傍大動脈リンパ節を郭清することがある

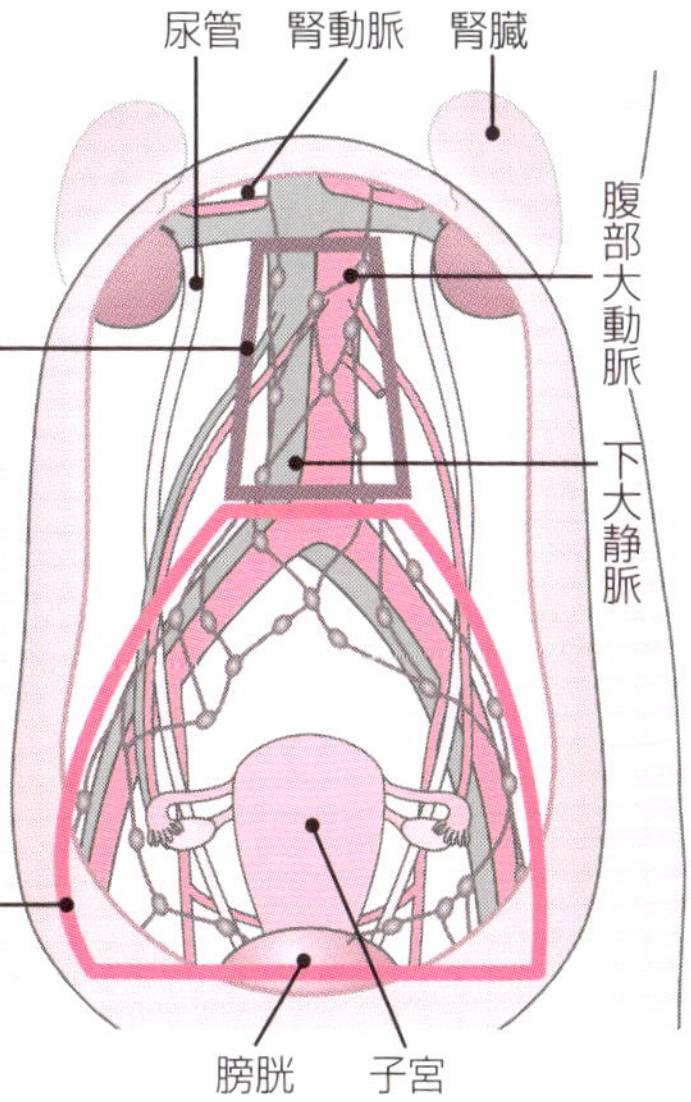

傍大動脈リンパ節郭清術

腎動脈より下、骨盤より上の腹部大動脈、下大静脈周囲のリンパ節を摘出する。骨盤リンパ節郭清に加えておこなうもので、傍大動脈リンパ節だけを郭清することはない

骨盤リンパ節郭清術

骨盤内の動脈や静脈の周囲にあるリンパ節を摘出する

どんな手術を受けるか確認しておこう

自分の体のことですから、おなかの中のどこを、どれくらい切除するのかは把握しておきたいものです。

進行期別の標準的な治療法は先に述べたとおりですが、同じ進行期でも複数の選択肢がある場合もあります。自分が受ける手術がどれに当てはまるか、医師に確認しておきましょう。

外科手術②

子宮がんなら開腹しない手術が可能なことも

子宮や卵巣のがんの手術は、おなかを大きく切開する開腹手術が基本です。ただ、がんの種類や切除範囲によっては、膣から、あるいは腹腔鏡《ふくくうきょう》下《か》での手術が可能なこともあります。

アプローチのしかたは3つ

手術の方法は、大きく３つに分けられます。

おなかを大きく切開する
開腹手術

子宮を全摘する場合の基本的な方法。下腹部を20cmほど切ります。

子宮頸がん　子宮体がん　卵巣がん

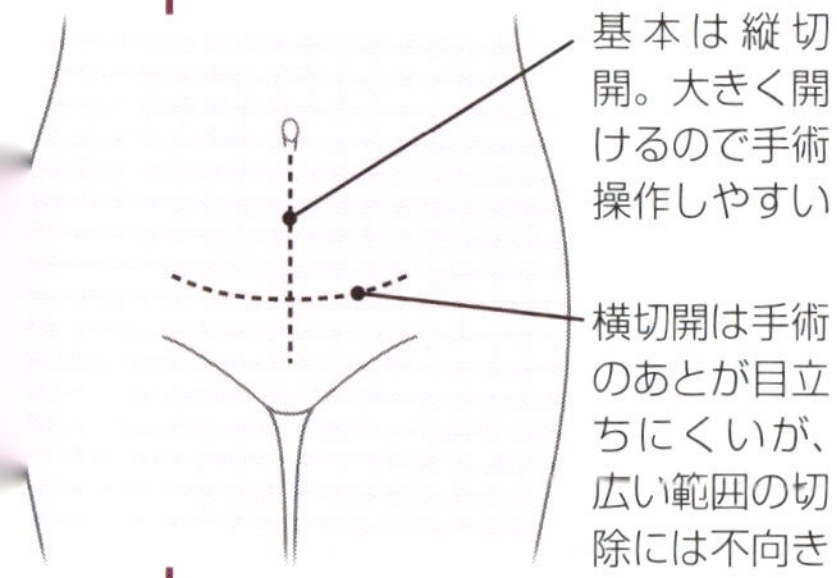

基本は縦切開。大きく開けるので手術操作しやすい
横切開は手術のあとが目立ちにくいが、広い範囲の切除には不向き

おなかは無傷
膣式手術

円錐切除術やレーザー蒸散術は、膣から器具を入れて処置するので開腹は不要です。子宮だけを切除する場合も、癒着などがなければ膣式が可能です。

子宮頸部高度異形成・子宮頸部上皮内がん

子宮頸がん
（IA1期まで）

おなかの傷は小さい
腹腔鏡下手術

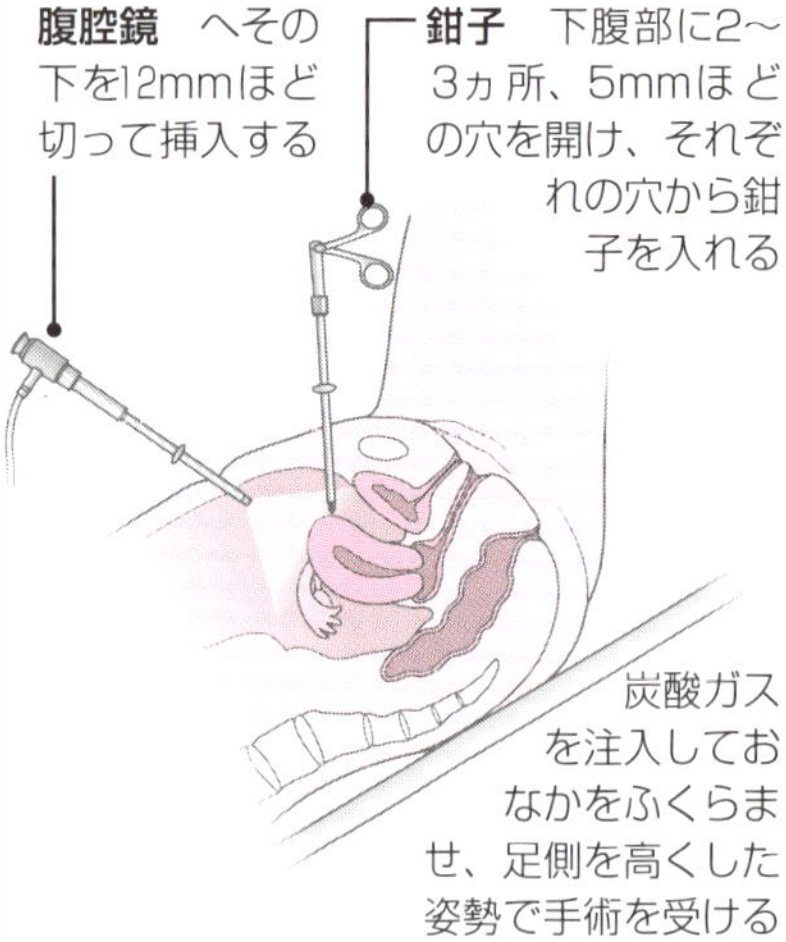

腹腔鏡　へその下を12mmほど切って挿入する
鉗子　下腹部に2〜3ヵ所、5mmほどの穴を開け、それぞれの穴から鉗子を入れる
炭酸ガスを注入しておなかをふくらませ、足側を高くした姿勢で手術を受ける

おなかに開けた穴から腹腔鏡というカメラや鉗子を入れ、臓器の様子をモニター画面で確認しながら手術をします。切除した子宮や卵巣などは膣から引き出します。

卵巣がんは術中に腫瘍が破れてがん細胞が散るおそれがあるため、この方法はしません。

子宮内膜異型増殖症

子宮体がん
（IA期までなら保険適用）

子宮頸がん
（保険適用外。高度先進医療として実施が認められている医療機関もある）

起きるかもしれないこと

万全の注意をしていても、手術することで避けがたいトラブルが発生してしまうことはあります。ただし、早めの対処で大事に至らないようにすることはできます。

手術

手術中のトラブル

臓器どうしの癒着がひどい場合などは、大量出血したり、癒着した臓器が傷ついたりすることがある。細菌が入り込んで感染が生じることもある

腹腔鏡特有の症状

手術中は傾斜した姿勢を保つため、術後２～３日してから肩やわき腹などが痛くなることがある。注入したガスが皮下にもれて皮膚を押すとプチプチとした感じがすることも。いずれもしばらくすれば自然に治る

一過性のリンパ浮腫

リンパ節郭清後、患者さんの７～８割に下腹部や足のむくみが現れるが、術後10日ほどで軽くなる

血栓症

じっとしたままの状態が続くと、足の静脈血がよどんで血栓ができやすくなる。予防のための薬なども投与されるが、術後はなるべく早く起き上がって歩くようにするなど、患者さん自身の心がけも予防に役立つ

退院

傷の治りにくさ

肥満や糖尿病があると、縫合した傷がくっつきにくい。開いてしまったらもう一度縫い直すこともある

円錐切除後の出血

切除後は自然に組織が盛り上がって元の形に戻るため、あえて縫合しない。回復する途中でかさぶたがはがれると大量出血が起きることがある。術後２週間以内に起きやすい

慢性的な影響が残ることも

（→第５章）

自分にとって最適な方法を選ぶ

手術の傷は小さいほど体に負担はかかりません。術後の回復も早くなります。とはいえ、がんの広がりが大きい場合、取り残しを避けるために、おなかを大きく切開しないとならないこともあります。

がんの状態をふまえたうえで、自分にとって最適な手術方法を選びましょう。

放射線治療①

放射線治療に向くがん・向かないがんがある

もとになった細胞のタイプや病巣の状態が、放射線治療に向いているのが子宮頸がんです。抗がん剤を使用しながら、同時期に放射線照射を続けることもあります。

放射線治療のしくみと特徴

細胞が分裂する際に放射線を浴びると、遺伝情報を伝えるDNAに傷ができ、増殖できなくなってしまいます。このしくみを利用した治療法が放射線治療です。

放射線を照射する
エックス線やガンマ線などを病巣に照射する

分裂中の細胞のDNAはダメージを受ける
分裂するスピードの速いがん細胞は、正常な細胞にくらべてダメージが大きい

増殖できず死滅する
死滅するがん細胞が増えるにしたがって、がんは徐々に小さくなっていく

当たったところにだけ作用する局所療法

扁平上皮がんにはよく効くが、腺がんには効果が落ちる

卵巣がんには向かない
腹膜播種など、がんが散った状態であることが多いため

子宮体がんには向かない
腺がんが大半を占めるため

子宮頸がんには向く
扁平上皮がんが多く、病巣もかたまりをつくりやすいため

放射線照射でがんの縮小をはかる

放射線には、エックス線やガンマ線など波のように進む光子線と、重粒子線や陽子線など、粒子が高速で移動していく粒子線があります。いずれも強いエネルギーをもち、体の中を通り抜けていき

▼同時化学放射線療法の進め方(例)

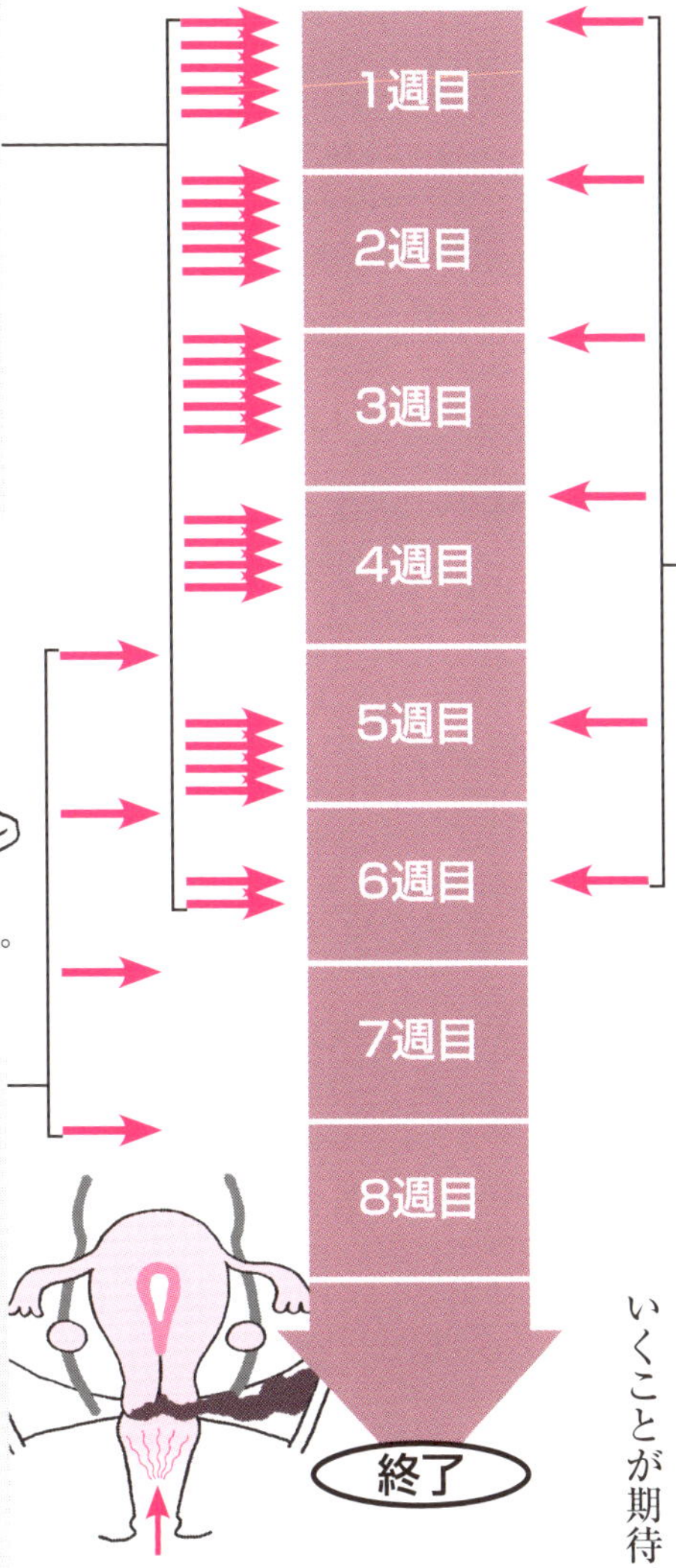

1週目
2週目
3週目
4週目
5週目
6週目
7週目
8週目
終了

放射線治療
体の外から当てる
外照射

リニアックという装置を使ってエックス線を照射します。通常、放射線量は1回2グレイ×30回、トータル60グレイ程度になります。1回の照射時間は10分程度です。

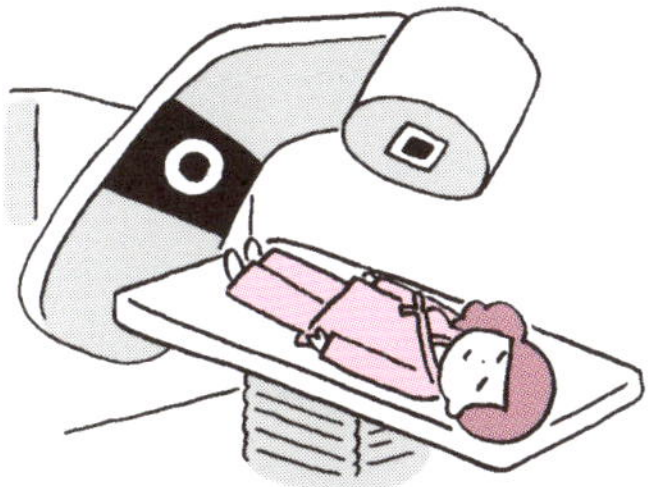

装置の台の上で仰向けになるだけ。とくに痛みは感じない

放射線治療
体の中から当てる
腟内照射

ラルスという装置を使い、腟と子宮に入れた特殊な器具から病変に照射する方法。1回4グレイのガンマ線を3〜5回ほど照射します。

1回の照射自体は10〜20分ほどで終わりますが、器具の挿入や放射線量の調整など準備に時間がかかるため、治療時間は1時間半〜2時間ほどかかります。

同時に抗がん剤の投与を受けることも

子宮頸がんの治療では、外照《がいしょう》射《しゃ》と腟内《くうない》照射のほか、薬物療法を併用する同時化学放射線療法がおこなわれることもあります。放射線治療だけなら通院でも受けられますが、同時化学放射線療法を受ける場合は、一般的には入院します。

薬物療法
抗がん剤を
定期的に投与する

放射線治療と並行して抗がん剤(シスプラチンなど)を投与することで、再発・転移のリスクを低下させます。

ます。

放射線を浴びると、さかんに分裂しているがん細胞は大きなダメージを受けます。正常な組織は、細胞の一部が損傷しても修復機能が働いて回復していきますが、がんの組織にはそうした修復機能はなく、徐々にがんが小さくなっていくことが期待できます。

病巣に的を絞ること、適度な線量にコントロールすることで、正常な組織へのダメージを極力減らしながら治療を進めます。

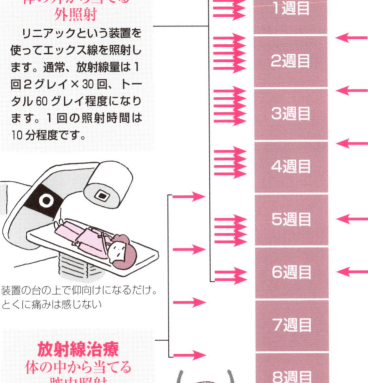

放射線治療②

安全性は高いが不快症状が現れることも

放射線治療は、安全性も効果も高い治療法です。被曝《ひばく》の影響をことさら心配する必要はありません。とはいえ、人によっては、ふだんとは違う症状が現れることもあります。

無理せず体調を整える

放射線治療中、とくに生活の制限はありません。食事や入浴はいつもどおりでかまいません。ただ、スケジュールどおりに治療を進めるには体調を整えることも大切ですので、「いつもどおり」といっても、無理はしないようにしましょう。

放射線治療をする場合、できるだけ正常な組織を損なわないように放射線を照射しますが、多少は影響が出てしまうこともあります。現れ方や程度は人によって違いますので、その都度、対応を考えていきます。

治療期間中に起こるかもしれないこと

不快な症状が出てきたらがまんせず、主治医に相談してください。症状が軽ければ様子をみながら放射線治療を続けますが、ひどければ一時的に治療を中断します。

船酔いしたような不快感（放射線宿酔《しゅくすい》）

放射線照射を始めて１週間目くらいから、食欲不振、吐き気、頭重感など不快な症状が現れることがある。治療が終われば自然におさまる

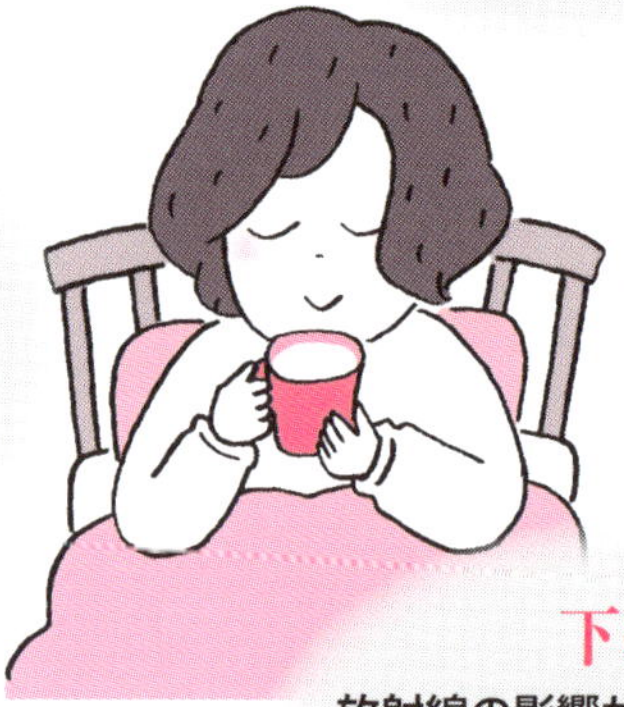

通院で治療を受けているときも無理は禁物。ゆっくり過ごそう

白血球や赤血球の減少

背骨や骨盤の骨髄に放射線が当たると、白血球や赤血球など、血球が減ることがある。ただし、程度は軽く、日常生活に差し支えるほどではない

下痢

放射線の影響が腸の粘膜にも及ぶと下痢が起きやすくなる。軽度なら下痢止めを使用。重度なら、腸の安静を保つために絶食、点滴が必要になることも

皮膚炎

外照射では、放射線を当てる部位の皮膚が炎症を起こし、赤黒くなってヒリヒリ痛むことがある。痛みがあればステロイドの入った軟膏などを塗って炎症を抑える

治療後に現れるかもしれないこと

一連の放射線照射を終えたあと、しばらくたってから、子宮と近い臓器に影響が現れてくることもあります。

卵巣欠落症候群

閉経前の人は卵巣欠落症候群（→47ページ）が起きることも。あらかじめ卵巣を放射線が当たらない位置に移す手術をしておけば、放射線照射による卵巣機能の低下・喪失は避けられる

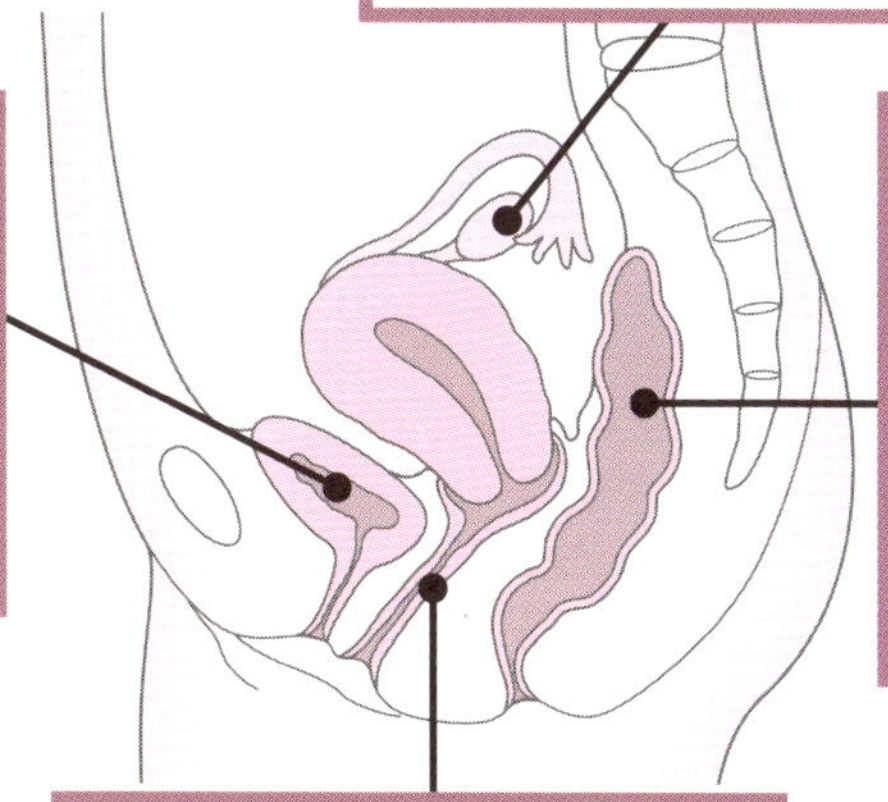

膀胱炎

頻度は1%と低いが、治療後半年以上たってから現れることがある。尿に微量の血液が混じる。時間がかかるがしだいに軽くなる

膀胱腟ろう

ごくまれだが、膀胱に孔があいて腟とつながるトンネルができることがある。腟から尿がもれ出してしまうようなら手術が必要になることも

腟の萎縮

放射線が当たると腟の壁は萎縮し、やや硬くなる。性交渉を控える必要はないが、出血があるようなら主治医に相談を

直腸炎

3%ほどの確率で生じる症状。腸の粘膜が出血しやすくなり、便に血がつくことも。症状だけでは大腸がんなどと見分けがつかないため、原因を確かめておく

直腸腟ろう

直腸に孔があき、腟との間にトンネルができている状態。便が腟からもれ出すようなら手術が必要。人工肛門にすることもある

粒子線治療なら負担が少ない？

粒子線治療は、高いエネルギーをがんに集中させることができるため、周囲の臓器を損ないにくく、体の負担は小さい治療法といえます。

ただ、粒子線治療には大規模な設備が必要で、実施している医療機関は十数ヵ所にすぎません。保険が適用されないため、二〇〇万円以上にのぼる治療費は全額自費で払うことになります。経済的な負担は大きくなります。

▼各放射線の線量の変化

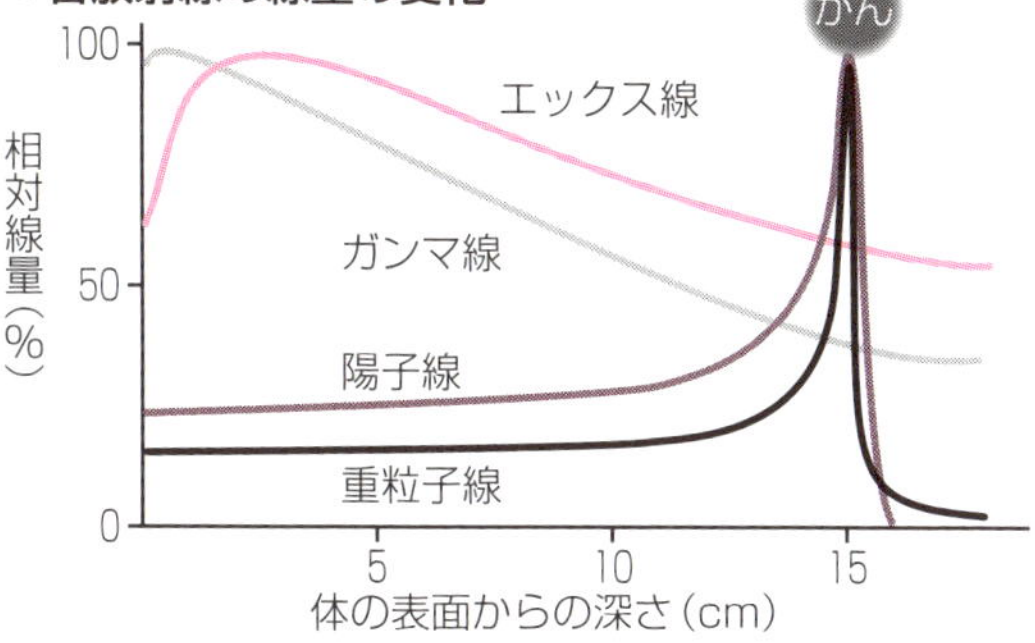

（グラフは放射線医学総合研究所資料による）

薬物療法①

「抗がん剤」や「分子標的薬」でがん細胞を撃退

手術や放射線治療は、治療すると決めた範囲だけに働く局所療法ですが、薬物療法はその効果が体全体に及ぶ全身療法です。がんの縮小、再発の予防を目的に実施されます。

進行したがんには欠かせない治療法

薬物療法は、ある程度進行したがんには欠かせない治療法です。手術前に抗がん剤を投与する「術前化学療法」でがんが小さくなり、手術できるようになることはしばしばあります。

手術や放射線治療とともにおこなう「補助化学療法」は、体内のどこかに残っているかもしれないがん細胞を死滅させ、再発を予防する効果が期待できます。

薬の作用は全身に及ぶため、目的外の作用が現れてしまうこともあります（↓80ページ）。しかし、副作用の多くは一時的なもので、対処のしかたもありますので、あまり心配することはありません。

作用のしかたは薬によっていろいろ

がんの治療に用いられる薬をまとめて「抗がん剤」といいますが、最近は、従来の抗がん剤とは作用の異なる「分子標的薬」も使われるようになっています。

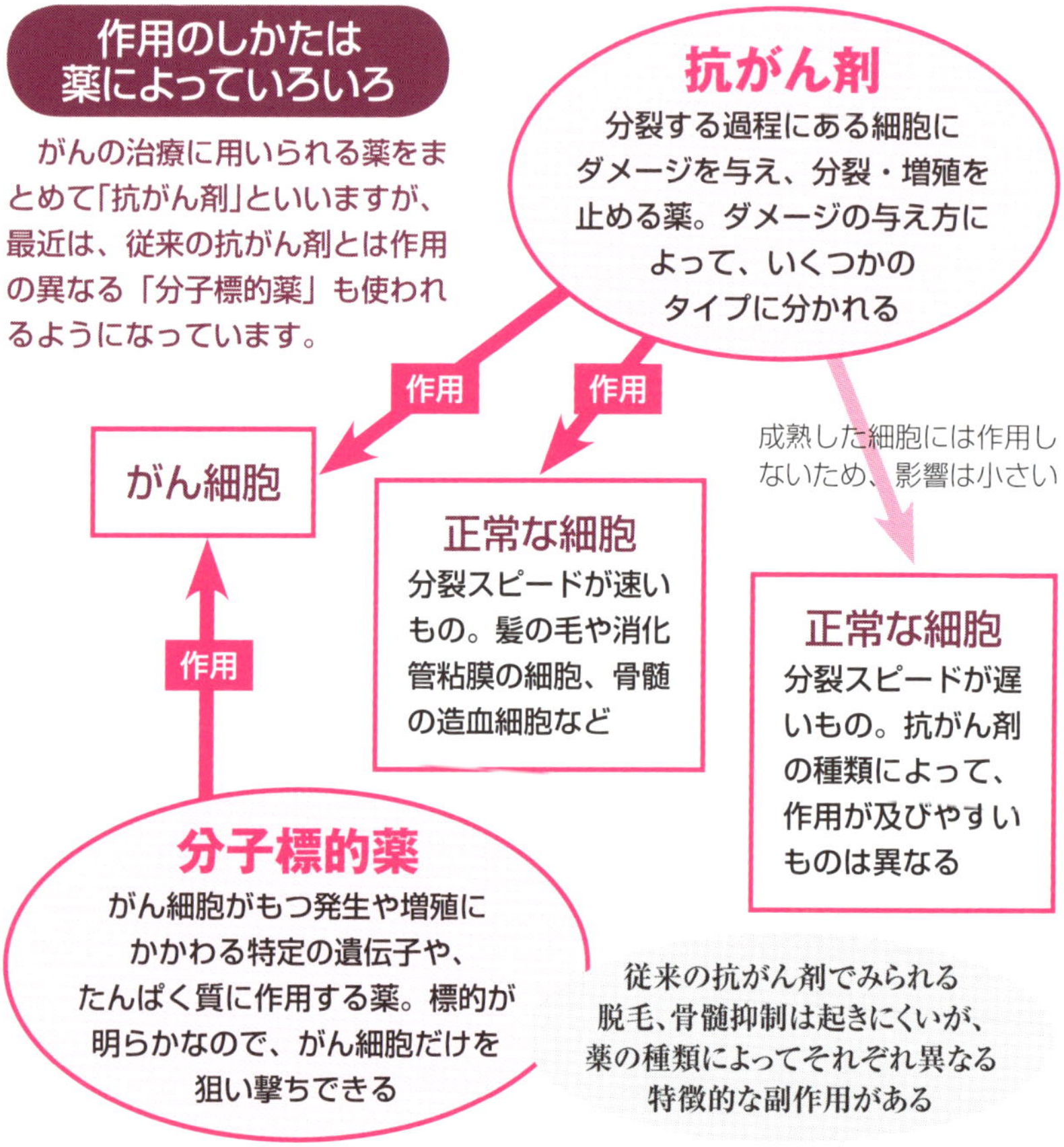
抗がん剤
分裂する過程にある細胞にダメージを与え、分裂・増殖を止める薬。ダメージの与え方によって、いくつかのタイプに分かれる
作用
作用
がん細胞
正常な細胞
分裂スピードが速いもの。髪の毛や消化管粘膜の細胞、骨髄の造血細胞など
成熟した細胞には作用しないため、影響は小さい
正常な細胞
分裂スピードが遅いもの。抗がん剤の種類によって、作用が及びやすいものは異なる
作用
分子標的薬
がん細胞がもつ発生や増殖にかかわる特定の遺伝子や、たんぱく質に作用する薬。標的が明らかなので、がん細胞だけを狙い撃ちできる
従来の抗がん剤でみられる脱毛、骨髄抑制は起きにくいが、薬の種類によってそれぞれ異なる特徴的な副作用がある

ゆっくり時間をかけて進めていく

薬の作用が及ぶのは細胞が分裂・増殖しているときです。がん細胞は、それぞれに分裂・増殖している時期と休んでいる時期があるため、１回の投与では一部のがん細胞にしか作用しません。何度か投与し、すべてのがん細胞を死滅させることを目指します。

作用のしかたが異なる薬を併用する

どのような作用でがんを縮小させるかは、薬によって違います。１つの薬だけでなく、作用のしかたが異なる２～３種類の薬を組み合わせて使う「多剤併用療法」で、より効果が高まります。

組み合わせ方は
78ページ

ほとんどが点滴薬。多くは3～4週に1回の投与

腕の静脈から点滴投与することが大半です。１回投与すると、しばらく薬の作用が続きます。多くは３～４週間に１回の投与をくり返しますが、薬の総量は変えず、週１回とすることもあります（→79ページ）。

投与する日に受診し、外来で点滴を受けて帰る

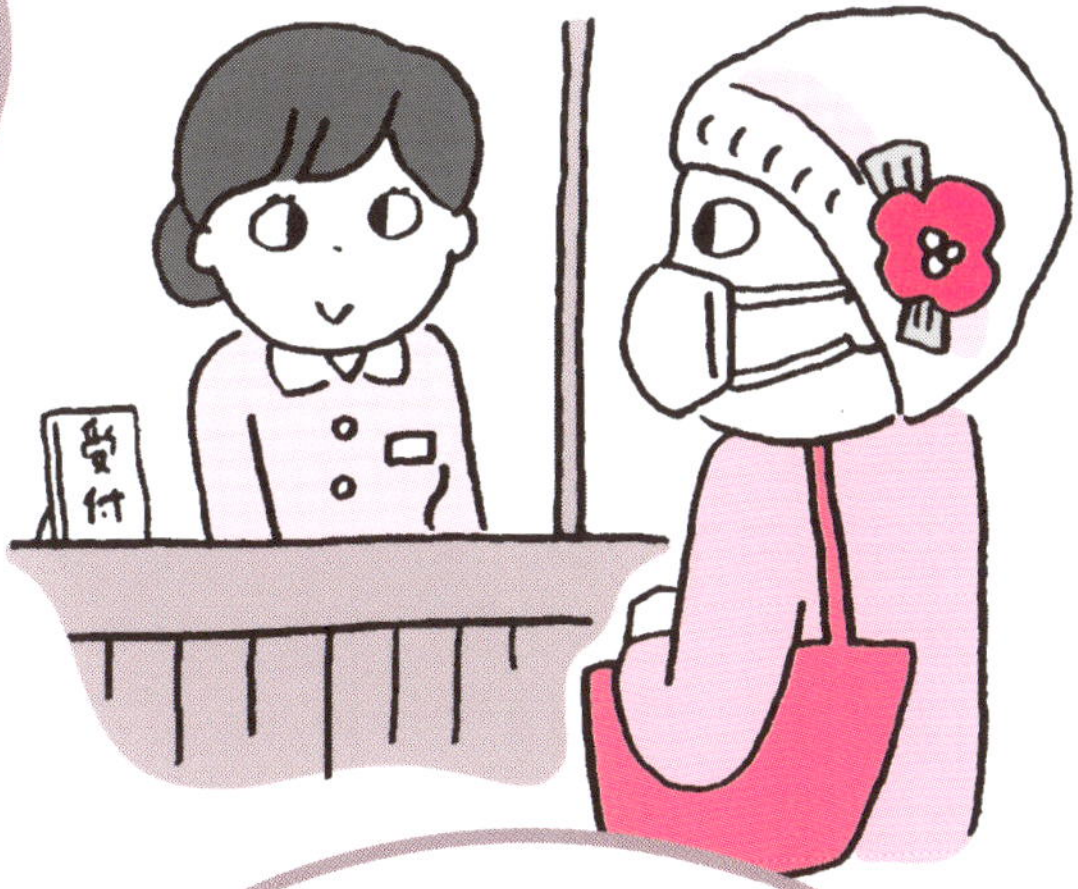

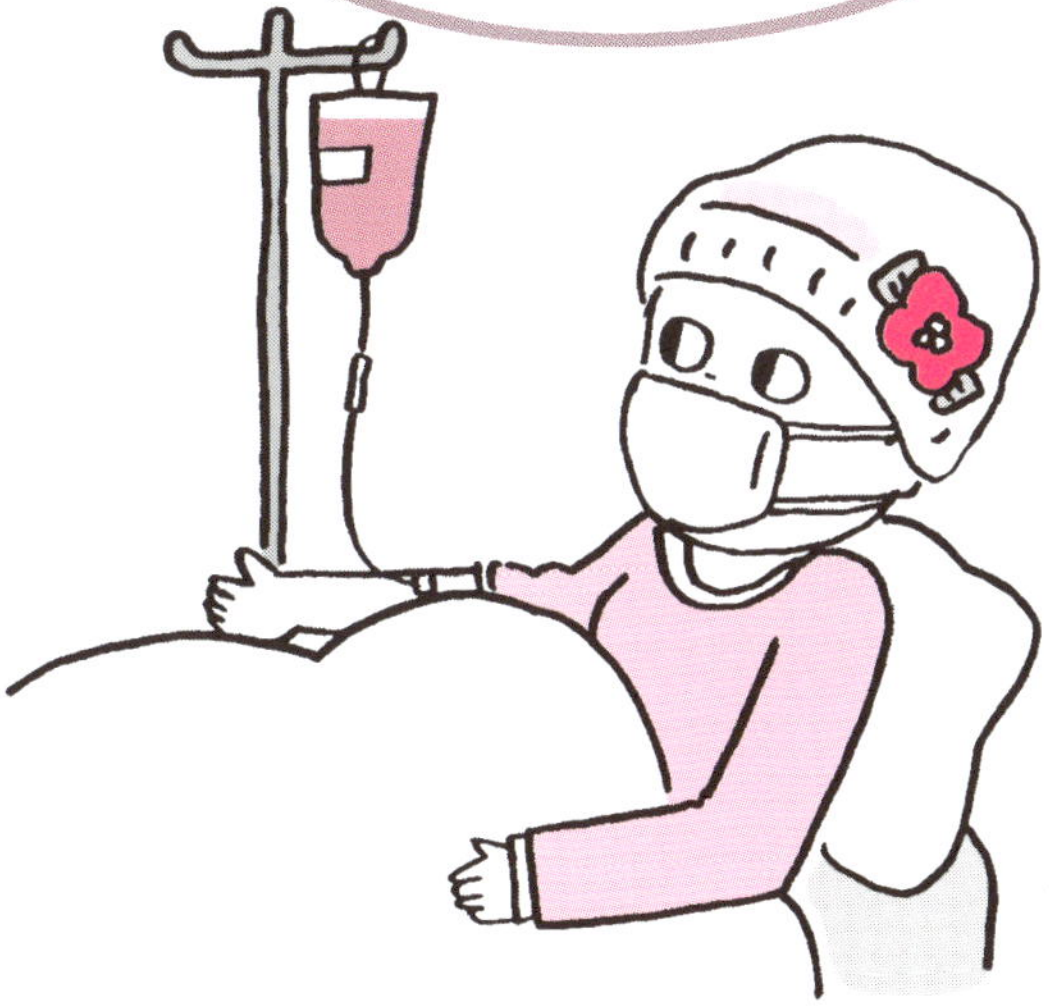

１回の点滴に１～３時間くらいかかる。腕の静脈からの点滴がむずかしい場合は、鎖骨の下の静脈から薬を入れる方法もある

薬だけなら通院治療で受けられる

薬物療法は、多くの場合、手術や放射線療法と組み合わせて実施されます。治療のスケジュールは人によってさまざまですが、薬物療法だけになれば、ほとんどの場合、入院の必要はなく通院治療で続けられます（シスプラチンは例外）。

分類	一般名	商品名	特徴・注意点※
アルキル化薬	シクロホスファミド	エンドキサン	抗がん剤の代表的な薬剤のひとつ。骨髄抑制と出血性膀胱炎に注意が必要
	イホスファミド	イホマイド	出血性膀胱炎の予防薬を併用する
抗生物質	マイトマイシンC	マイトマイシン	骨髄抑制が起きやすい。まれに溶血性尿毒症症候群を引き起こすことがある
	ブレオマイシン	ブレオ	骨髄抑制はほとんど生じないが、肺の障害をまねきやすい。皮膚の色素沈着、発熱などにも注意
ビンカアルカロイド系	ビンクリスチン	オンコビン	末梢神経障害を起こしやすい
ピリミジン拮抗薬	ゲムシタビン	ジェムザール	卵巣がんや子宮肉腫で使用される。骨髄抑制のほか、食欲不振や下痢などの消化器症状が現れやすい
	フルオロウラシル	5-FU	注射薬と経口薬がある。消化器症状が現れやすい
トポイソメラーゼⅠ阻害薬	イリノテカン	カンプト、トポテシン	投与数日後から激しい下痢が現れることがある
	ノギテカン	ハイカムチン	再発卵巣がんに対する薬。5日間連続投与する。好中球が減少しやすい
トポイソメラーゼⅡ阻害薬	エトポシド	ラステット、ベプシド	注射薬と経口薬がある。骨髄抑制や口内炎などが起きやすい
分子標的薬	ベバシズマブ	アバスチン	卵巣がんの保険適用薬。血管内皮増殖因子（VEGF）というたんぱく質を標的とし、がんを養っている血管の成長を抑え、がんを餓死させる。通常、パクリタキセルやカルボプラチンと併用する。血栓、たんぱく尿、高血圧、消化管出血・穿孔などの副作用が報告されているため、厳重な管理のもとで使用する
	パゾパニブ	ヴォトリエント	血管内皮増殖因子受容体（VEGFR）などに作用し、血管新生を阻害する。子宮肉腫で保険適用される。1日1回内服する。アバスチン同様の副作用のほか、肝機能障害、高血圧、心機能障害、髪の色の変化（白髪になる）が起きることがある

子宮がん・卵巣がん治療に用いる主な薬

抗がん剤は、作用のしかたなどによっていくつかのタイプに分類されます。多剤併用時には、タイプが異なる薬どうしを組み合わせます。

同じタイプに分類される薬は似た性質をもちますが、副作用の現れ方などはそれぞれの薬によって違いがあります。

※抗がん剤に共通する一般的な副作用（→80～81ページ）については、各薬剤でとくに起きやすいもの以外は特記していない

分類	一般名	商品名	特徴・注意点※
白金製剤（プラチナ製剤）	シスプラチン	ランダ、ブリプラチン	婦人科がんの基本的な薬だが、腎障害を起こしやすく、使用時は入院することが多い。腎障害を防ぐため、大量の輸液をしながら投与する
	カルボプラチン	パラプラチン	シスプラチンにくらべて腎毒性が低く、外来での投与が可能。程度は軽いが、腎障害、骨髄抑制は生じることがある
	ネダプラチン	アクプラ	腎毒性は弱いが、骨髄抑制が強く現れることがある
タキサン系	パクリタキセル	タキソール	よく使われる薬だが、筋肉痛、関節痛、しびれが出やすい。アルコールで溶解して使うため、アルコールに過敏な人には使わない
	ドセタキセル	タキソテール	パクリタキセルにくらべるとしびれなどは出にくいが、浮腫が生じやすい。アルコールに過敏な人は生理食塩水で溶解して使える
アントラサイクリン系	ドキソルビシン	アドリアシン	抗がん剤の代表的な薬剤のひとつ。脱毛、吐き気が起きやすく、心臓に障害を与えることがある
	ドキソルビシンリポソーム注射剤	ドキシル	卵巣がんの再発時、以前の治療でアドリアシンを何度も使っていない人が対象。手足が赤くなり、皮膚がはがれやすくなることがあるため（手足症候群）、専用の保冷器で手足を冷やしながら投与したり、保湿クリームでケアしたりする。口内炎も起きやすい
	エピルビシン	ファルモルビシン	ドキソルビシンの心毒性をやわらげた薬

薬物療法②

投与スケジュールは薬の組み合わせや目的で違う

数多くの抗がん剤、分子標的薬をどのように組み合わせるかは、がんの種類などによって違います。使用する薬によって投与のスケジュールも変わってきます。

主な薬の組み合わせ方

多剤併用療法に用いられる薬の組み合わせをレジメンといいます。どのレジメンを選ぶかは、がんの種類などによって決まってきます。

は、レジメンの名称のもとになっている文字

名称	使用薬（カッコ内は商品名）	対象となるがん		
		子宮頸がん	子宮体がん	卵巣がん
TC（TJともいう）	パクリタキセル（タキソール）、カルボプラチン（パラプラチン）	○	○	○
TP	パクリタキセル（タキソール）、シスプラチン（ブリプラチン、ランダ）	○	○	○
DP	ドセタキセル（タキソテール）、シスプラチン（ブリプラチン、ランダ）		○	○
DC	ドセタキセル（タキソテール）、カルボプラチン（パラプラチン）	○（腺がん）		
IEP	イホスファミド（イホマイド）、塩酸エピルビシン（ファルモルビシン）、シスプラチン（ブリプラチン、ランダ）	○（腺がん）	○	○
CAP	シクロホスファミド（エンドキサン）、ドキソルビシン（アドリアシン）、シスプラチン（ブリプラチン、ランダ）	腺がんに用いる基本的な組み合わせ		
AP	ドキソルビシン（アドリアシン）、シスプラチン（ブリプラチン、ランダ）		○	
BEP	ブレオマイシン（ブレオ）、エトポシド（ベプシド、ラステット）、シスプラチン（ブリプラチン、ランダ）			○（胚細胞腫瘍）
CPT／NDP	塩酸イリノテカン（カンプト、トポテシン）、ネダプラチン（アクプラ）	○		
BOMP	ブレオマイシン（ブレオ）、塩酸ビンクリスチン（オンコビン）、マイトマイシンC（マイトマイシン）、シスプラチン（ブリプラチン、ランダ）	扁平上皮がんに用いる		
CPT／MMC	塩酸イリノテカン（カンプト、トポテシン）、マイトマイシンC（マイトマイシンC）		○（シスプラチンが効かない場合）	
DOC／CPT	ドセタキセル（タキソテール）、塩酸イリノテカン（カンプト、トポテシン）		○（シスプラチンが効かない場合）	
GC	ゲムシタビン（ジェムザール）、カルボプラチン（パラプラチン）			○
GD	ゲムシタビン（ジェムザール）、ドセタキセル（タキソテール）		○（子宮肉腫）	

投与スケジュールの例

薬物療法の役割が大きい卵巣がんの場合、代表的なレジメンはTC療法です。近年は、パクリタキセルの1回量を減らして投与間隔を狭めたDose-dense（ドーズ・デンス）TC療法、TC療法に分子標的薬のベバシズマブを加える方法もあります。

1コース
（1クール・1サイクルともいう）
「1回の治療」と数える期間で、多くの抗がん剤では3～4週間。
薬の投与回数は1コース中、初日の1回、あるいは週に1回、合計で3～4回など、いろいろ

※1　手術直後は使用しない
※2　TCは3～6サイクルで終了。その後はベバシズマブのみ、単独投与を続ける

↑ 投与のタイミング

2コース　3コース

		1 1コース目の1週目	2 1コース目の2週目	3 1コース目の3週目	4 2コース目の1週目	5 2コース目の2週目	6 2コース目の3週目	7 3コース目の1週目	8 3コース目の2週目	9(週) 3コース目の3週目
TC療法	パクリタキセル(タキソール)	↑			↑			↑		
	カルボプラチン(パラプラチン)	↑			↑			↑		
Dose-dense TC療法	パクリタキセル(タキソール)	↑	↑	↑	↑	↑	↑	↑	↑	↑
	カルボプラチン(パラプラチン)	↑			↑			↑		
TC+ベバシズマブ療法	パクリタキセル(タキソール)	↑			↑			↑		
	カルボプラチン(パラプラチン)	↑			↑			↑		
	ベバシズマブ(アバスチン)	※1			↑			↑		※2

効果の現れ方を確認しながら治療する

薬物療法を始める際には、どんな薬をどのように使っていくのか、治療内容を確認しておくと、今後の見通しが立ちやすくなります。

通常はまず二コース程度使用して、画像検査で効果のほどを確認します。一定の効果があり、副作用などの点でも問題がないようなら、その組み合わせでさらに何コースか、治療を続けていきます。

何コース続けるかは目的によって違う

- 術前療法　2～3コース
- 術後補助療法　3～6コース
- 再発治療　腫瘍が消えてから+2コース程度

薬物療法③

多少の副作用はつきものだが対処法はある

抗がん剤と副作用は分かちがたいものという印象があるかもしれません。

しかし、いまは予防・対処法も進んでいます。副作用が起きる頻度も程度も改善されてきています。

治療中に起きるかもしれないこと

抗がん剤を使った治療には、多かれ少なかれ副作用が伴いますが、多くは治療が終われば改善していきます。

脱毛

初回の投与2～3週間後くらいから、髪の毛がどんどん抜けていきます。予防はできないため、しばらくは帽子やスカーフ、ウィッグなどの活用を。

治療終了後3ヵ月目くらいから生え始めますが、しっかりした髪が生えそろうまで1年ほどかかります。

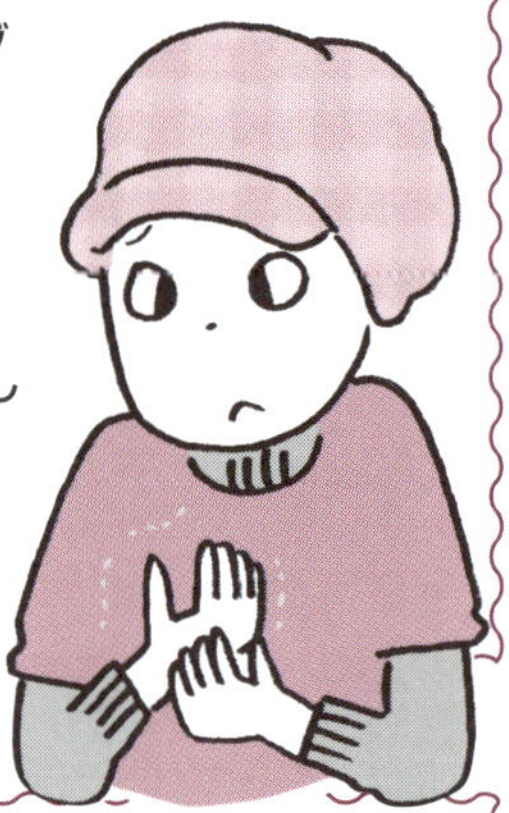

しびれ

パクリタキセル（タキソール）の使用で、手足の先に強いしびれが出てくることも。

苦痛がひどければ鎮痛薬や、プレガバリン（リリカ）という神経性疼痛の治療薬、漢方の牛車腎気丸《ごしゃじんきがん》、ビタミンB_{12}などが処方されます。似た作用をもつドセタキセル（タキソテール）に変更も可能です。

コース数が重なるにつれしびれも強くなりがちですが、治療が終われば少しずつ軽くなっていきます。ただ、数年たっても完全にはなくならない人もいます。

吐き気

抗がん剤には脳の嘔吐中枢を刺激する作用があり、投与後3～4日頃から吐き気が出てくることもあります。ただ、最近は制吐薬の種類も増え、かなり症状を抑えられるようになっています。

抗がん剤を使う前に、制吐薬を投与することもあります。

口内炎

痛みが強い場合はキシロカインという局所麻酔薬入りのうがい薬などが処方されます。

食事がとれないほどひどいときには、点滴や流動食で栄養補給をはかります。

下痢

軽度なら下痢止めの薬を使って対処します。

筋肉・関節痛

パクリタキセルに特有の副作用。投与の翌日～1週間以内に出てきます。鎮痛薬で対処します。

検査でチェックが必要な副作用もある

血液や腎臓、肝臓に現れる副作用は、全身状態を悪化させてしまうおそれがあります。自覚症状は薄いため、血液検査でチェックします。

骨髄抑制

骨髄では血球、血小板がどんどんつくられている。分裂途中の細胞が多いことから、抗がん剤の影響を受けやすい

■白血球の減少

白血球のなかでも、好中球が減ると感染症にかかりやすくなる。好中球を増やす薬（G-CSF製剤、ジーラスタ）の注射を要することも

■赤血球の減少

貧血になり、顔色が悪くなったり心臓に負担がかかったりする。鉄剤の内服・注射で対処する

■血小板の減少

急激に減少すると出血しやすくなるため、血小板輸血をすることもある

腎機能の低下

血中尿素窒素とクレアチニンの値を調べ、腎機能が大きく低下していれば使用薬を中止・変更する

肝障害

血液検査で、肝機能の低下を示すGOT（AST）、GPT（ALT）の値の上昇がしばしばみられる。軽度ならそのまま、肝機能障害が目立つときは肝庇護剤《かんひござい》を投与して様子をみる

皮膚症状

皮膚が黒ずんできたり、貧血のために顔色が悪くなったり、爪が黒ずんできたりすることも。日焼け止めや、低刺激性の化粧品を使ってケアします。

▼すぐに受診が必要な症状

以下のような症状が出てきた場合には、すぐに医師に相談を

息苦しい

胸が締めつけられるように苦しい

血尿が出た※

耳が聞こえにくい

※赤い色をした薬を使っているときに尿が赤くなるのは心配ない

体には負担がかかっている。無理はしないようにする

どんな副作用が出やすいかは薬によって違いがあるうえ、個人差もあります。

ただ、薬物療法によって体に負担がかかっていることは確かです。無理はしないようにしましょう。とくに白血球が減少しているときは、なるべく人混みには出ない、マスクを常用するなど、感染症を防ぐ工夫も大切です。

がんの治療にかかるお金はどれくらい?

高額療養費制度の活用で負担は減らせる

がんの治療にかかる費用は、治療内容などによって異なりますので、治療方針の説明を受ける際などに遠慮なく尋ねておきましょう。

保険が適用される治療費などについては、高額療養費制度が利用できます。所得に応じて決まっている自己負担の限度額を超えた分については、公的に補助してもらえます。

民間のがん保険、入院保険などに加入していれば、個別に支払い請求の手続きもしておきましょう。

▼入院が決まったらすぐ手続きを

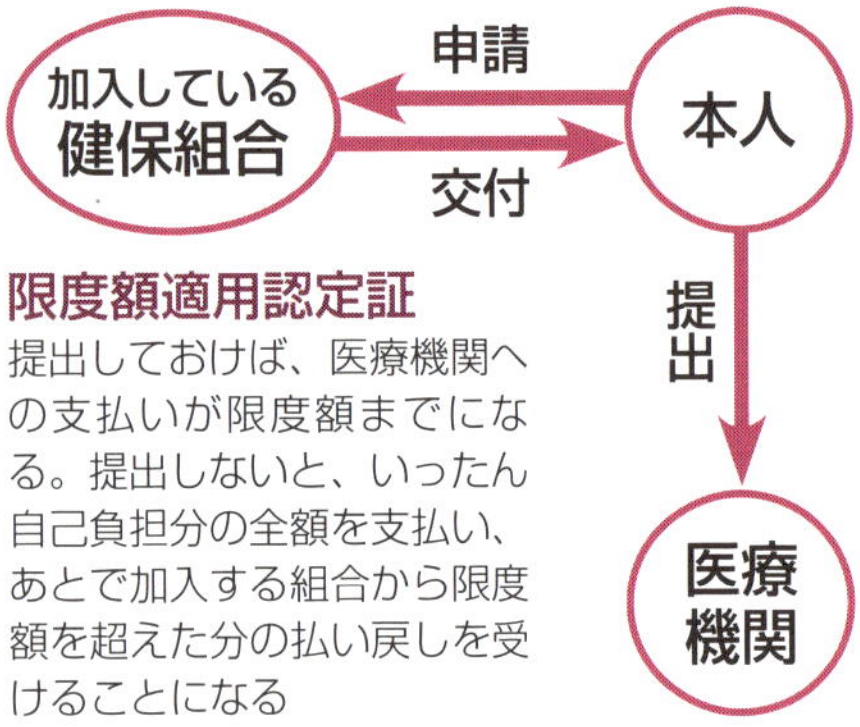
加入している健保組合
申請
交付
本人
提出
医療機関
限度額適用認定証
提出しておけば、医療機関への支払いが限度額までになる。提出しないと、いったん自己負担分の全額を支払い、あとで加入する組合から限度額を超えた分の払い戻しを受けることになる

▼治療にかかるお金の内訳

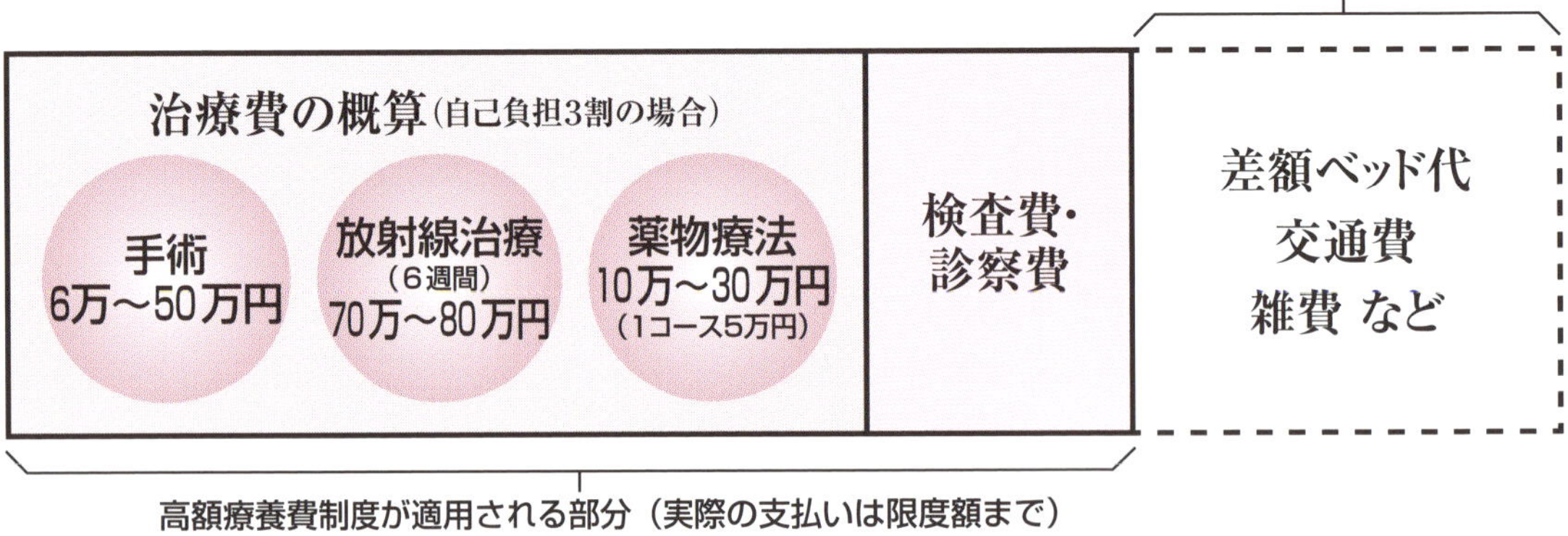
全額自費
治療費の概算(自己負担3割の場合)
手術
6万〜50万円
放射線治療
(6週間)
70万〜80万円
薬物療法
10万〜30万円
(1コース5万円)
検査費・診察費
差額ベッド代
交通費
雑費 など
高額療養費制度が適用される部分(実際の支払いは限度額まで)

5

治療後に多い
トラブルの乗り切り方

大きな手術のあとには、体調が戻るまでに時間がかかります。
再発への不安も、心の片隅から消えないかもしれません。
治療後にどんなことが起きやすいか、
どう対処すればよいかを知っておくことは、
心身の悩みを解決するヒントになるでしょう。

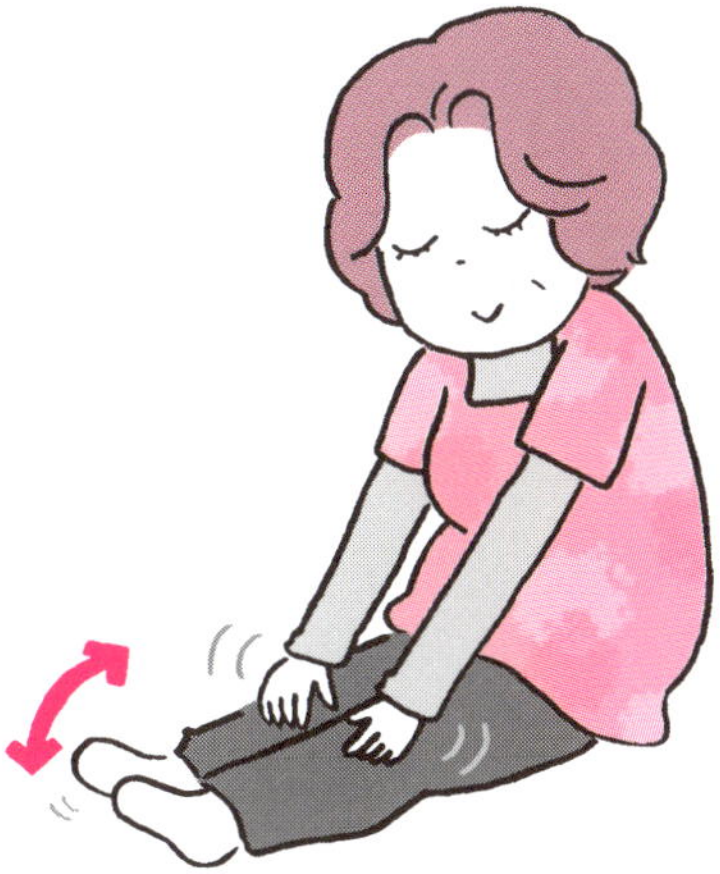

日常生活

体調が戻れば徐々にいつもの生活に戻ろう

がんの治療後、生活面での特別な制限はありません。とはいえ、大きな手術をした場合などは、体調が戻るまでに少し時間がかかります。無理はしないようにしましょう。

治療内容によって見通しは変わる

どの程度で回復するかの見通しは、治療内容によって違います。おおよその目安を挙げておきますが、個人差も大きいので、主治医の判断にしたがってください。

子宮全摘術を受けたら……

仕事をしている場合、職場復帰する前に自宅でのリハビリ期間をもうけましょう。その後は体調しだいですが、基本的にはふだんどおりの生活でかまいません。

退院

↓

入院していた期間分くらい、自宅で過ごす

↓

仕事は体調をみながら徐々に復帰

↓

術後２～３ヵ月程度たてば生活上の制限はとくにない

広汎子宮全摘術やリンパ節郭清などをした場合。単純子宮全摘術なら４～６週間（腹腔鏡下手術なら２～４週間）

円錐切除術なら……

手術後、数日間程度は安静を心がけます。傷が完全に治るまでには１ヵ月半程度かかりますが、その間も無理なくできるくらいの家事、仕事に支障はありません。

退院

↓

血の混じった水っぽいおりものが1ヵ月ほど続く

↓

1ヵ月半ほどで傷は治る

術後も治療を続けるときは……

術後の治療中も、基本的にはふだんどおりの生活でかまいません。ただ、治療の負担は少なくないので、休みたいときは休める環境を整えましょう。抗がん剤治療で抜けた髪の毛が生えそろう頃には、体調も戻ってくるでしょう。

退院

↓

・通院しながら放射線療法または薬物療法
・無理なくできる範囲での家事、仕事はOK

↓

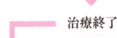

治療終了

↓

とくに制限なし

「楽しむこと」が活力のもとになる

体調が戻ってきたら、あれこれ制限する必要はありません。毎日を楽しんでください。

治療前の生活は取り戻せる

広範囲にわたる手術を受けたり、長期にわたる治療を受けたりすれば、回復には時間がかかります。仕事でも家のことでも、「負担が大きい」と思うことは無理せず、まわりの人の助けをかりましょう。いずれは治療前と同じように活動できるようになります。あせらないで！

食事は「バランスよく」を心がけるくらいで十分

「これを食べれば再発が防げる」などという食品は存在しません。高価な健康食品を買ったり、特定の食べものばかりを大量にとったりすることは避けましょう。食事に関しては、かたよりのないバランスのとれた食事をとる、食べすぎ、飲みすぎは避けるといった当たり前の注意で十分です。

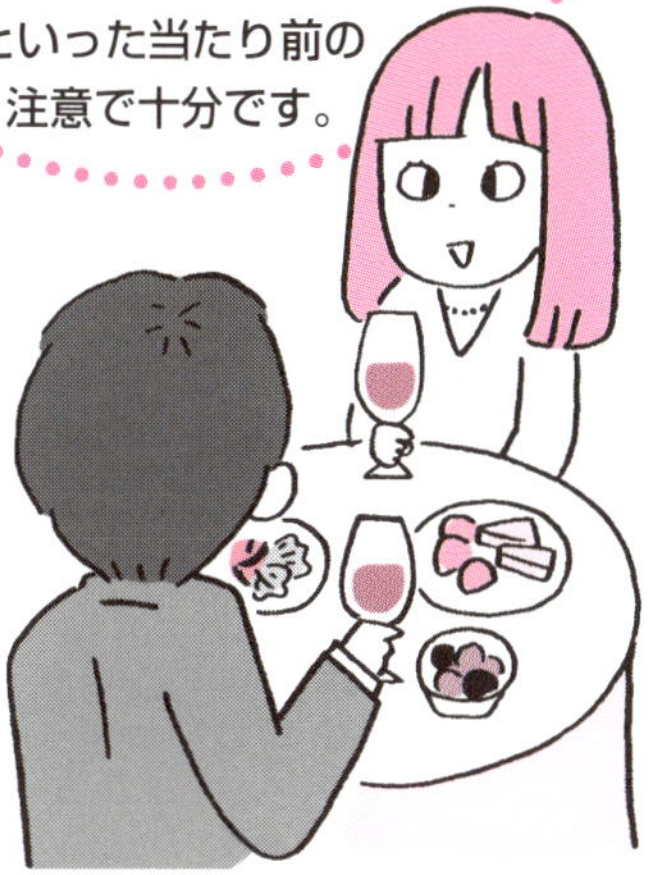

食事の制限はない。お酒も楽しめる

「気持ちがよいこと」は積極的に取り入れる

「体によいことを始めたい」ということであれば、アロマテラピーやヨガなど、楽しんで取り組めることに挑戦してみましょう。体が気持ちよいと感じるものは、活力のもとになるものです。

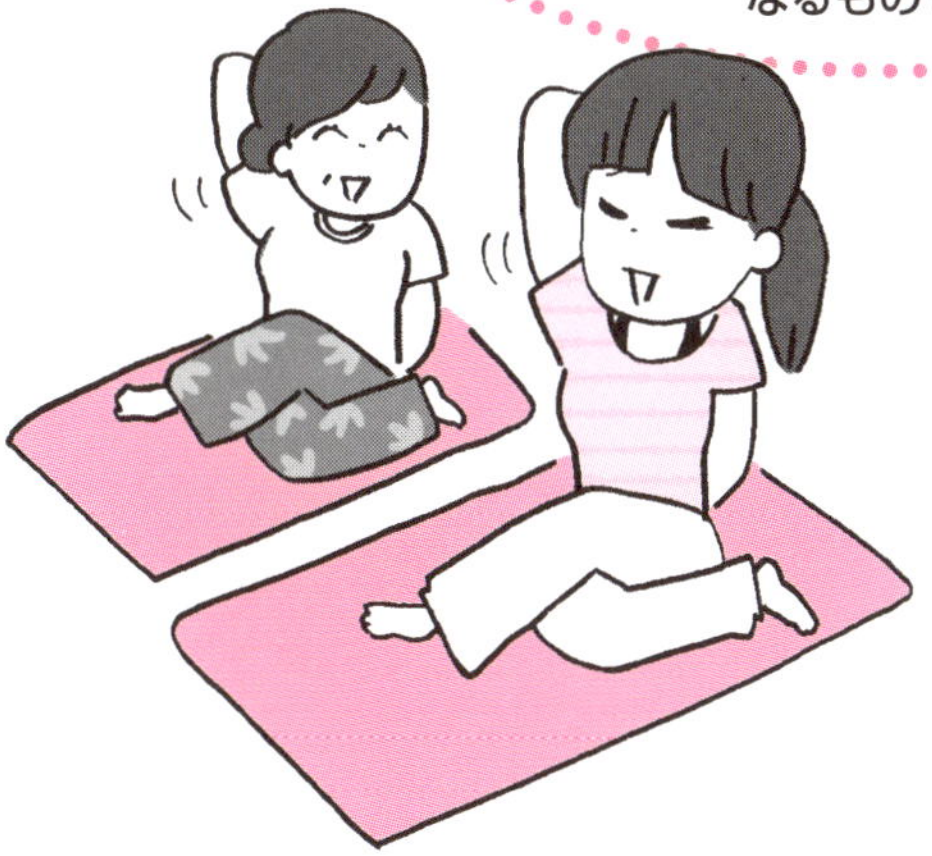

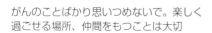

がんのことばかり思いつめないで。楽しく過ごせる場所、仲間をもつことは大切

新たな悩みが生じても対処のしかたはある

がんの治療後、定期検診を欠かさずに受けることは大切ですが、そのほかに日常生活でとくに注意しなければならないことはありません。

体の状態がすぐに治療前の状態に戻るわけではありませんが、時間とともに着実に回復していきます。卵巣機能が失われたことの影響、排尿・排便の問題、リンパ浮腫など、新たな悩みが生じた場合にも、それぞれ対処のしかたはあるものです。

治療後の定期検診

治療後の経過をみる。再発の有無を調べる

予定していた治療が終了しても、手放しに「治った」とはいえないのが、がんという病気です。再発の早期発見に備えて、少なくとも治療後五年間は定期検診を続けます。

検診間隔の目安

どれくらいの頻度で定期検診を受けるかは、がんの種類、治療内容、治療を受けた時点のがんの進行期などによって変わってきます。医師の指示にしたがいましょう。

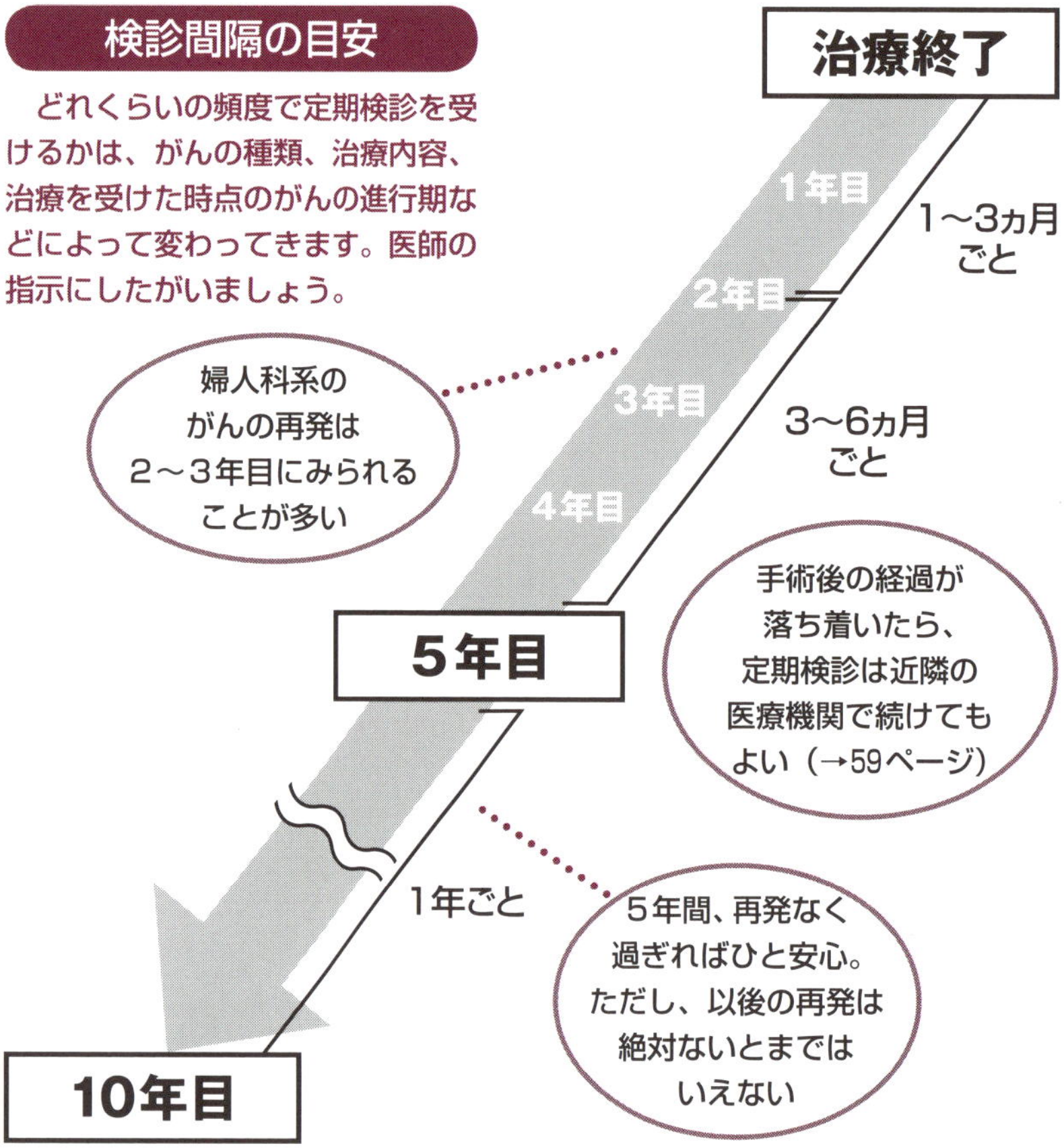

治療終了
1年目
1～3ヵ月ごと
2年目
3年目
3～6ヵ月ごと
4年目
5年目
1年ごと
10年目
婦人科系のがんの再発は2～3年目にみられることが多い
手術後の経過が落ち着いたら、定期検診は近隣の医療機関で続けてもよい（→59ページ）
5年間、再発なく過ぎればひと安心。ただし、以後の再発は絶対ないとまではいえない

▼子宮がん・卵巣がんの５年生存率
（2007 年治療開始症例）

	Ⅰ期	Ⅱ期	Ⅲ期	Ⅳ期
子宮頸がん	91.8%	71.5%	53.0%	23.7%
子宮体がん	95.3%	89.8%	75.6%	29.1%
卵巣がん	91.5%	76.1%	46.9%	31.3% 術前化学療法施行例 39.5%

（日本産科婦人科学会 婦人科腫瘍委員会による）

少なくとも五年間は定期検診が必要

治療によってがんが消えたあとも、しばらくは医療機関とのつきあいが続きます。少なくとも五年

定期検診の主な内容

手術の傷などが落ち着いたら、再発の有無をチェックすることが検診の主な目的になります。治療の影響で不快な症状が現れてきた場合、医師に相談するよい機会にもなります。

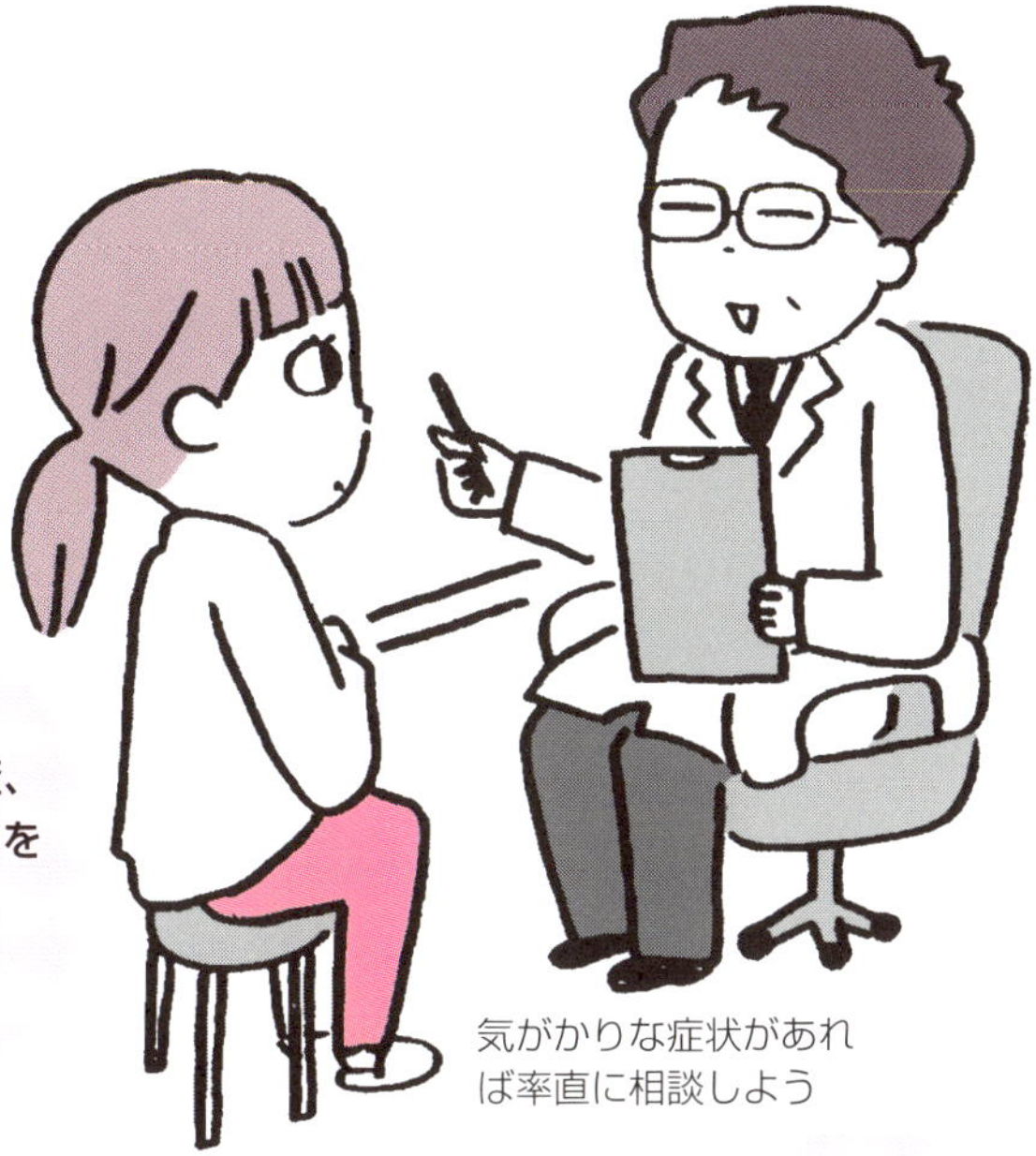

気がかりな症状があれば率直に相談しよう

画像検査

胸部エックス線検査、CT、PET／CTなどを定期的におこない、遠隔転移の有無を確認

診察

内診や視診、超音波検査などで術後の経過をチェック。卵巣欠落症候群など、不快な症状があるようなら薬の処方を含めて対処法を考えてもらえる

細胞診

子宮全摘後、縫合した腟の端の細胞を採取し、異型細胞やがん細胞の有無を調べる

腫瘍マーカー検査

血液に含まれる特定のたんぱく質などの量を調べる検査。数値が急激に上昇した場合、再発のおそれがある。ただし、ほかの原因で上昇することもあり、絶対的な指標にはならない

間は、きちんと定期的に検診を受けるようにしましょう。再発の危険性は五年を過ぎればかなり下がってきます。一〇年たてば定期検診は終了してもよいでしょう。

なお、統計で示される五年生存率は、再発の有無を問わず治療開始の五年後に生きている人の割合です。再発のたびに治療して、がんと上手に共存している人もいます。数値にとらわれることなく、適切な対応を続けていきましょう。

▼主な腫瘍マーカー

	基準値	主な対象
CA125	35.0U/mL 以下	子宮体がん、卵巣がん
CA19-9	37.0U/mL 以下	
SCC	1.5ng/mL 以下	子宮頸がん
CEA	5.0ng/mL 以下	

（基準値は櫻林郁之介監修『今日の臨床検査 2013-2014』南江堂による）

おしっこの悩み

尿の出にくさは徐々に改善。時間が薬になる

子宮だけでなく、子宮のまわりの組織を含めて摘出する広汎子宮全摘術を受けた場合、排尿障害が起こりやすくなります。少しずつ軽くなっていきますが、自分なりの工夫も必要です。

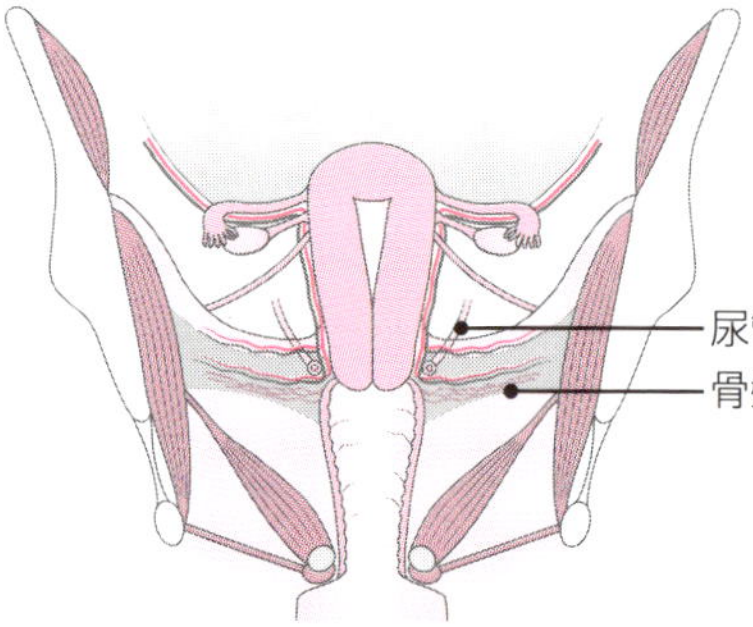

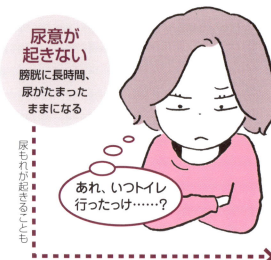

手術時、尿管は傷つかないように移動させるが、骨盤神経の一部は損傷を避けられないこともある

切除範囲が広いと生じやすい悩み

排尿障害は、膀胱につながる骨盤神経がダメージを受けることで生じます。医師はできるだけ神経を傷つけないように手術をします。それでも切除する範囲が広ければ、ダメージを完全に防ぐことはむずかしいのです。

尿意が起きない
膀胱に長時間、尿がたまったままになる

なかなか出ない
トイレに行ってもうまく出ない。膀胱が空にならず、尿が残ってしまう

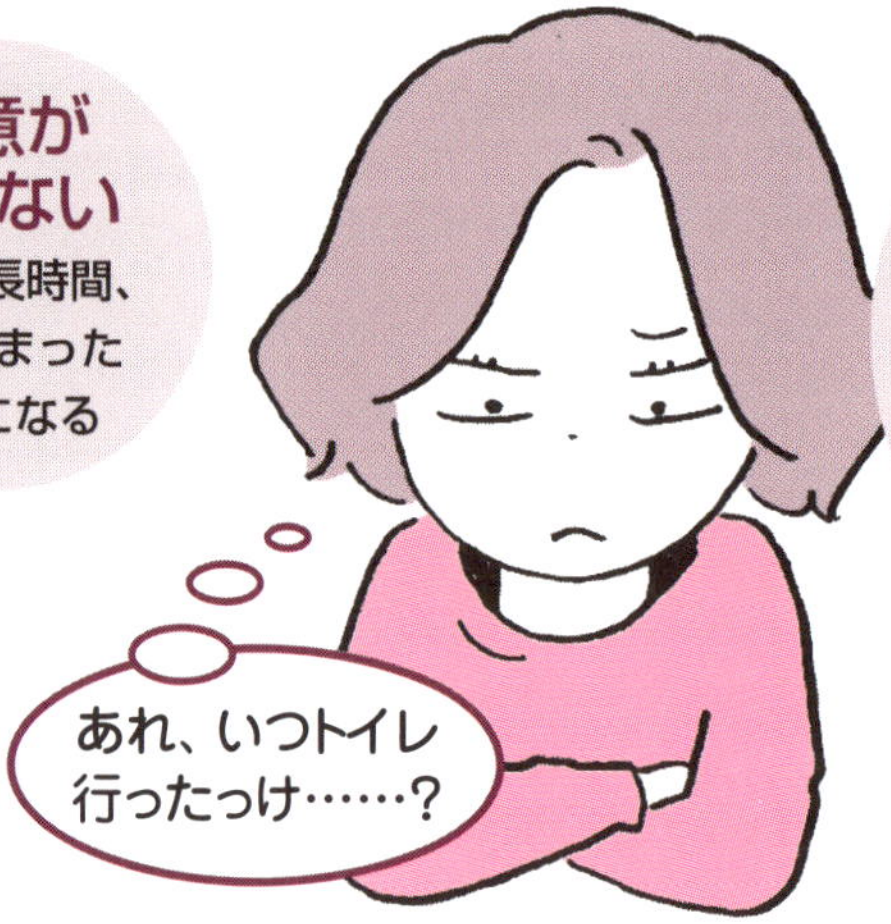

尿もれが起きることも

膀胱炎／腎盂腎炎

- ●排尿の際に痛みがある
- ●尿がにごっている
- ●高熱が出てきた

……などの症状に注意

改善には時間がかかることもある

広汎子宮全摘術を受けた患者さんは、手術前にはなんの苦もなくできていた排尿がうまくできなくなることがあります。長時間、膀胱に尿がたまったままの状態が続くと、尿道から入り込んだ細菌に感染し、膀胱炎になりやすくなります。膀胱よりさらに体の奥に

工夫しだいで乗り切れる

神経の損傷自体は自然な回復を待つしかありません。しかし、排尿障害が生活上の問題にならないように工夫する余地はあります。

時間を決めてトイレに行く

自分の生活スタイルに合わせて
2～3時間に1回程度の「トイレタイム」
をつくり、尿意がなくても
排尿する習慣をつける

便座の上でもひと工夫

自然にサッと排尿できないときは、便座のうえで
おじぎをするような姿勢をとってみたり、
シャワートイレ機能を利用して刺激してみたり、
おなかを軽くマッサージすることで、
排尿できることもある

「尿もれ」も対策法はある

尿もれをおそれて水分を控えすぎると、
膀胱炎になりやすいだけでなく、
便秘もまねきやすい。水分摂取は控えず、
一定時間ごとに排尿して尿をためない
ようにするほうがよい

パッドを利用する

軽い尿もれなら、市販のパッドを下着に貼っておけば安心。生理用ナプキンとは吸水量が違うので、尿もれ用のものを選ぶ

おしりをキュッとしめてみる

日に何度か、おしりの穴をキュッとしめて5～10秒ほど保つようにしてみよう。尿道や肛門のまわりの筋肉の感覚を取り戻すのに役立つ

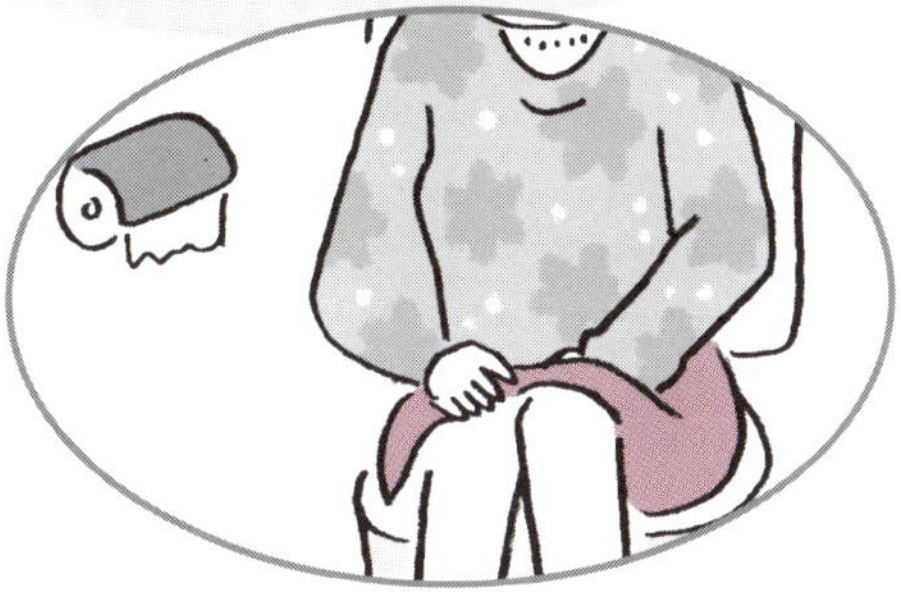

おなかを軽く押して、なるべく
尿を出し切るようにする

ある腎臓にまで感染が広がり、腎《じん》盂腎炎《うじんえん》を起こす危険もありますので、尿をためない工夫が必要です。

排尿障害の改善には時間がかかることもありますが、ほとんどの患者さんは生活面で支障がない程度にはコントロールできるようになります。

「自己導尿」という方法も

工夫を重ねても自力での排尿がむずかしい場合は、
尿道から細い管（カテーテル）を膀胱に入れて
尿を排出させる「自己導尿」が必要になる。
退院時に使い方の指導を受ける

おなかの悩み

腸閉塞に注意。便秘解消で予防する

おなかの中を手術すると、傷が治る過程で、臓器どうしの癒着が生じてしまうことがあります。腸に癒着が生じると便やガスが流れにくくなり、腸閉塞を起こすおそれがあります。

便をためない生活を続けよう

子宮や卵巣などを切除したあと、縫合した傷が治るのは、組織どうしがくっつきあい、癒着するからです。この癒着が予定外のところにまで及ぶと、困ったことになる場合があります。

とくに問題になるのは腸の癒着により、便やガスの通り道が狭くなることです。便の流れが悪くなると狭くなったところに便がたまって完全に詰まってしまうことも。この状態が腸閉塞です。

腸閉塞は治療で改善しても、手術をしないかぎり狭くなった状態は変わりません。治療後も便をためない生活を続けることが大切です。

癒着があると詰まりやすくなる

手術後、腸に癒着が生じ、折れ曲がったようにくっついてしまったりすると、便やガスの流れが滞って詰まりやすくなります。

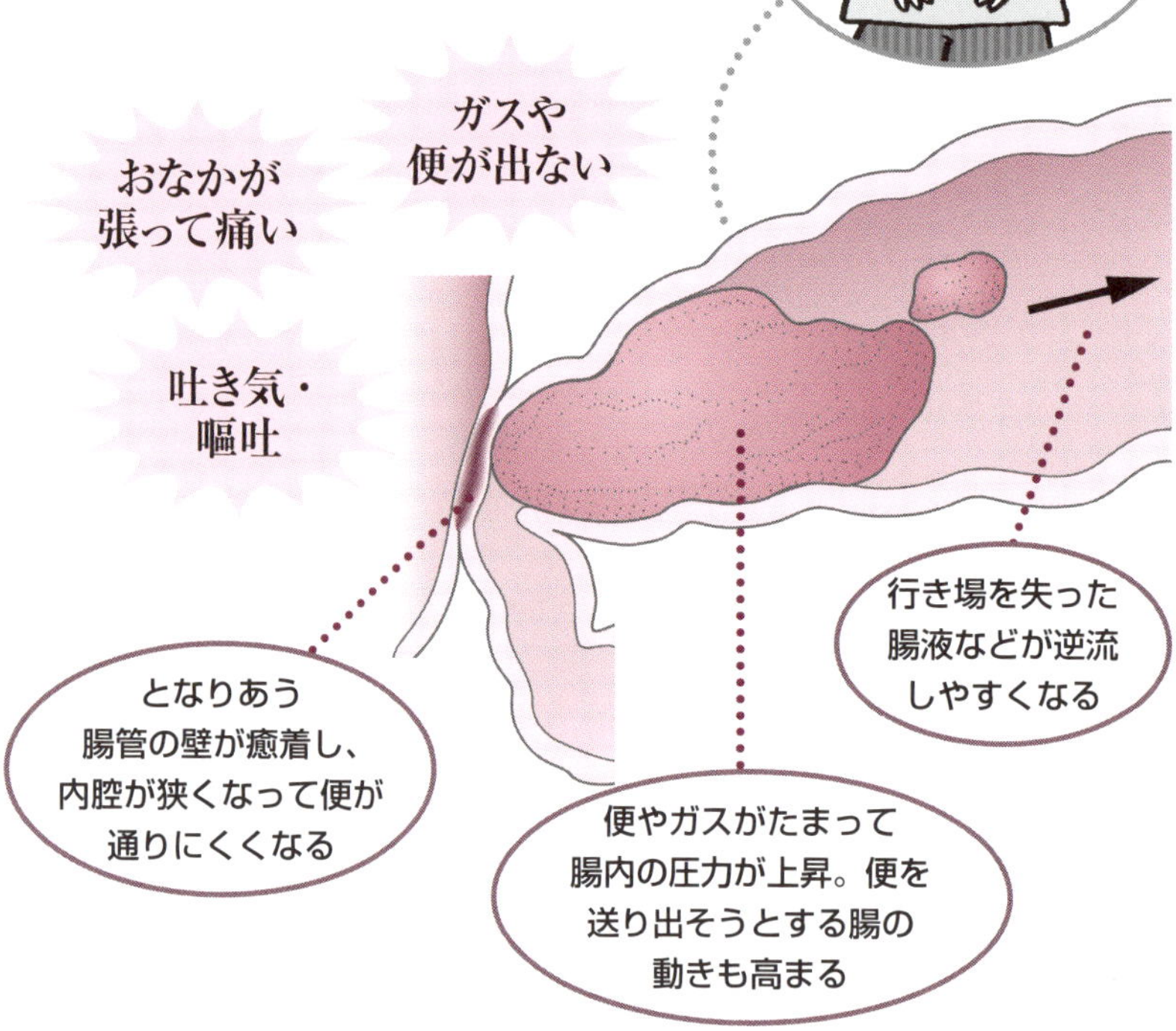

ガスや便が出ない
おなかが張って痛い
吐き気・嘔吐
行き場を失った腸液などが逆流しやすくなる
となりあう腸管の壁が癒着し、内腔が狭くなって便が通りにくくなる
便やガスがたまって腸内の圧力が上昇。便を送り出そうとする腸の動きも高まる

腸閉塞を防ぐ、治すポイント

腸の癒着自体は防ぐことができませんが、腸閉塞の予防・治療は可能です。

便通を整える

腸閉塞の予防には、毎日しっかり排便して、便をためないようにしておくことが大切です。生活面での心がけが、便通の改善につながります。

便秘ぎみのときは要注意

ごぼう、こんにゃく、こんぶなどは食物繊維が多く、便秘解消につながるイメージがありますが、狭窄がある人は要注意。消化しにくく、狭くなった部分に引っかかりやすくなります。消化に時間がかかるステーキなどもさけましょう。

- 水分を十分にとる
- 体を動かす
- 規則正しい生活を心がける
- 野菜多めの食事を心がける

無理せず便秘薬を使う

手術の影響などもあってなかなか改善がむずかしいこともあります。その場合は主治医に相談して、便をやわらかくするタイプの緩下剤などを処方してもらいましょう。

気がかりな症状があればすぐ受診

腸閉塞が疑われる症状があれば、すぐに近隣の医療機関を受診してください。放っておくと、どんどん症状がひどくなる一方で、自然には治りません。

絶食・点滴

軽症なら、数日間絶食のうえ点滴で栄養補給しながら、少しずつ排泄されていくのを待つ

減圧

重症の場合、鼻から胃・小腸まで管を入れ、たまったガスや腸液などを排出させる。腸内の圧力が下がり、狭窄部の通過がよくなる

手術

どうしても改善しない場合や、何度も腸閉塞をくり返す場合には、手術で癒着したところをはがしたり、腸の一部を切除したりすることも

むくみの悩み

つらい「リンパ浮腫」はあの手この手でやわらげる

リンパ節郭清をした人は、手術後しばらくたってからリンパ浮腫が生じ、足のむくみなどに悩まされることがあります。できるだけ楽に過ごせるよう工夫していきましょう。

リンパ節郭清を伴う手術
（→67 ページ）

直後

術後一過性のリンパ浮腫
（→69 ページ）

術後１年以内の発症が多いが、３～５年ほどたってから現れることも

慢性的なリンパ浮腫

約２割の患者さんに発生する。リンパ管の一部が失われたことでリンパ液の流れが悪くなり、足にたまってむくみを生じさせる。片足だけが目立つ人が多いが、両足に生じることもある

慢性症状になることも

リンパ節郭清後、一時的に出てくるリンパ浮腫は10日もすれば自然に解消されますが、しばらくたってから出てくる場合には、なかなか改善しない慢性症状になりがちです。

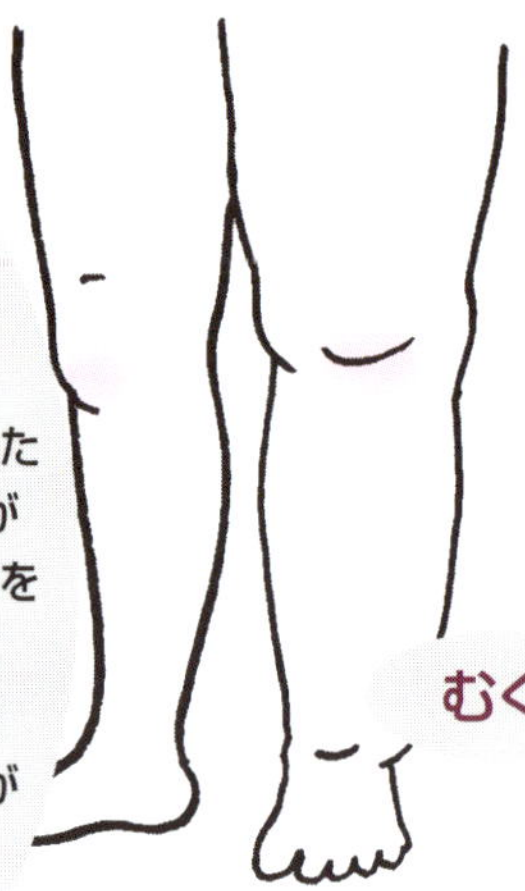

蜂窩織炎《ほうかしきえん》に注意

リンパ浮腫があると、ケガや虫刺され、肌荒れなど、ちょっとした傷から入り込んだ細菌が皮膚の深いところに炎症を起こし、足が真っ赤にふくれあがる蜂窩織炎を起こしやすい。高熱が出ることもある。抗生剤を使った治療が必要

命にかかわることはないが不快感が強い症状

リンパ液は、老廃物や異物を回収したり、白血球などの免疫細胞を運んだりする体液です。リンパ管の一部がなくなっても、別のルートができてスムーズに流れていくことが多いのですが、それがうまくいかず、リンパ液が皮下にたまってしまうこともあります。これがリンパ浮腫の正体です。

命にかかわることはありませんが、足のだるさ、曲げ伸ばしのしにくさなど、不快感が強い症状です。医療用の弾性ストッキングには保険適用がありますので、まずは主治医に相談してみましょう。

むくみはじめたら早めに対策を開始する

「むくんでいるかな？」と感じたら、早めに対策を始めるのが症状を悪化させないポイントです。

外科治療も検討

リンパ管と静脈をつなぎ合わせ、リンパ液を静脈に流す方法もある（リンパ管静脈吻合《ふんごう》術）。医師に相談を

スキンケアをする

皮膚を清潔に保つ。水虫は治療しておく。潤いを保ち肌荒れを防ぐことも大切

姿勢に注意

座りっぱなし、立ちっぱなしはむくみのもと。同じ姿勢は続けない。横になって寝るときは、足の下に薄い布団などを置き、下半身を高くしておくとよい。正座は避ける

リンパドレナージを受ける

手でさすってリンパ液の流れを促す方法。ドレナージとは「排液」という意味の言葉。医療機関によっては、自費診療でリンパドレナージが受けられるところもある

弾性ストッキングをはいた状態で足を動かす運動をすると、さらに効果的

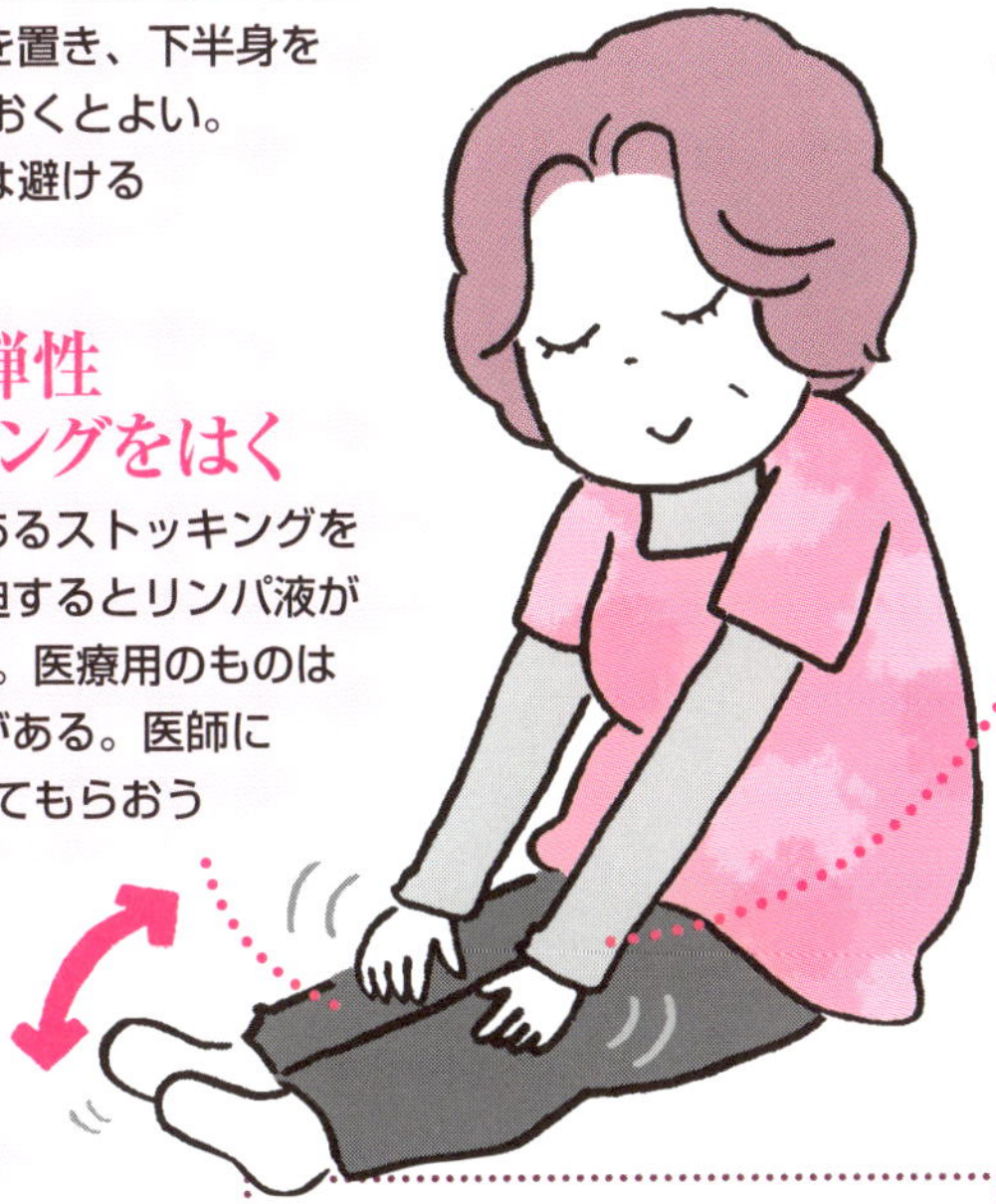

弾性ストッキングをはく

強い弾力性のあるストッキングをはき、足を圧迫するとリンパ液がたまりにくい。医療用のものは保険適用がある。医師に処方してもらおう

セルフドレナージのポイント

❶足にたまったリンパ液は鎖骨下の静脈に流れ込む。首回し、肩回しをしてこわばりをほぐしておく
❷手のひらでやさしく、胴体をわきの下まで、下から上にゆっくり軽くさする
❸大腿部《だいたいぶ》（太もも）を下から上、内側から外側へ、ゆっくり軽くさする
❹下腿部《かたいぶ》（ひざ下）も同様に
❺くるぶしや足首も同様に
❻③～⑤をする際に、ときどき、わきの下までさすり上げる

軽い運動をする

筋肉を動かすとリンパ液の流れが促される

- 足首の曲げ伸ばし
- 足の指でグーパー
- 椅子に座った状態で片足をあげ、ひざの曲げ伸ばし
- 太ももを高くあげながら足踏み
- 立った姿勢でつま先立ちのくり返し など

再発・転移①

それぞれのがんで再発・転移の傾向は違う

治療によって完全に消えたようでも、どこかに潜んでいたがん細胞が再び増殖を始め、病巣をつくることがあります。これが再発です。再発もまた、早期発見が重要です。

再発しやすい部位がある

もとの病巣に近いところに再発することもあれば、がん細胞が転移し、離れた臓器に再発が生じることもあります。

子宮頸がん
骨盤内での再発が多い

子宮体がん
骨盤内、とくに膣に再発することが多い

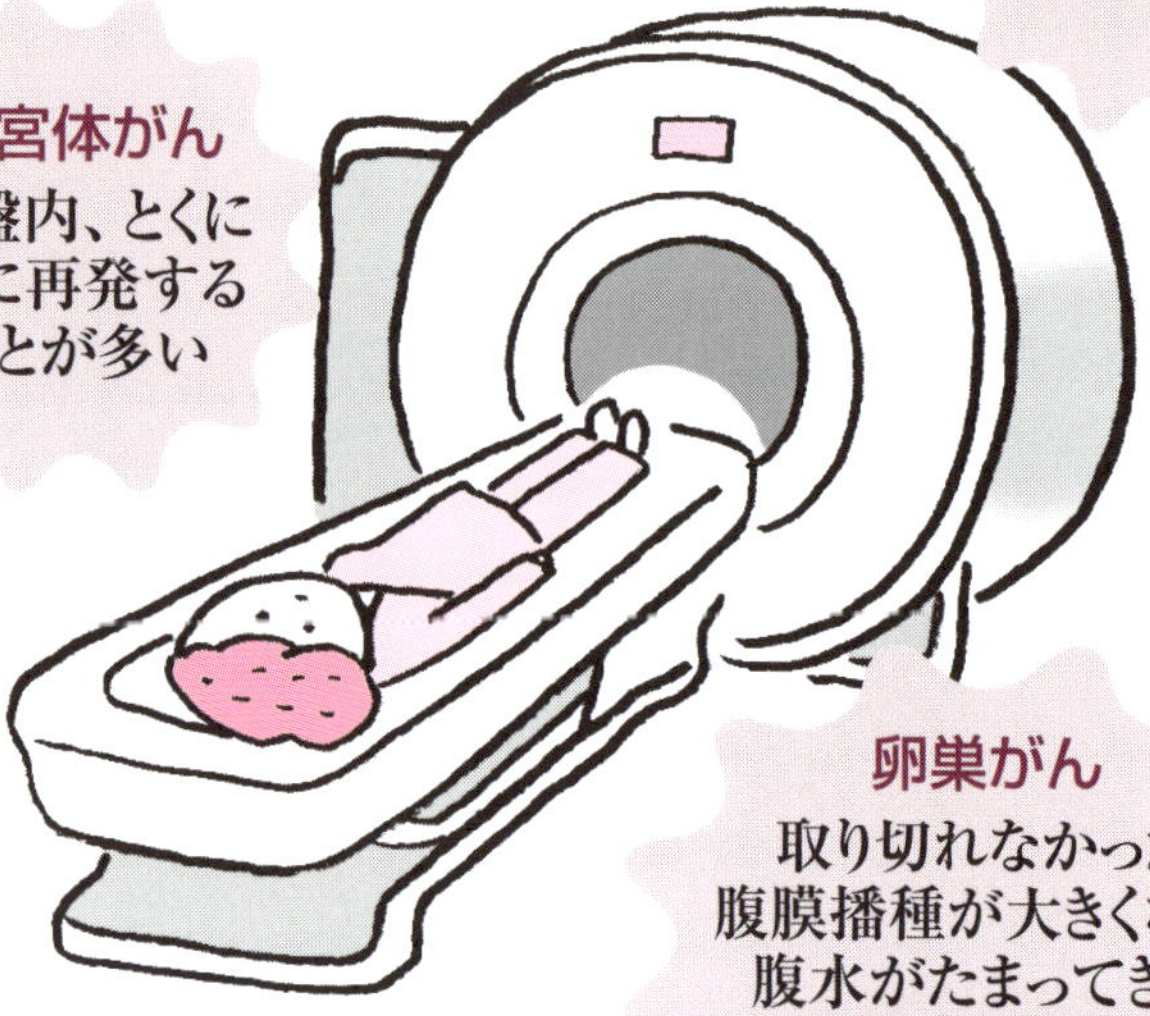

卵巣がん
取り切れなかった腹膜播種が大きくなり、腹水がたまってきて再発に気づく例が多い

再発の早期発見には定期検診が重要

遠隔転移が起きやすい部位は共通

肺や肝臓、脳、骨などは遠隔転移が起きやすい臓器です。

ただ、これらの部位にがんが見つかっても、必ずしも転移した病巣とはかぎりません。各臓器の組織から、新たにがんが発生した可能性もあります。画像検査や、可能であれば組織検査などで確認したうえで対処していきます。

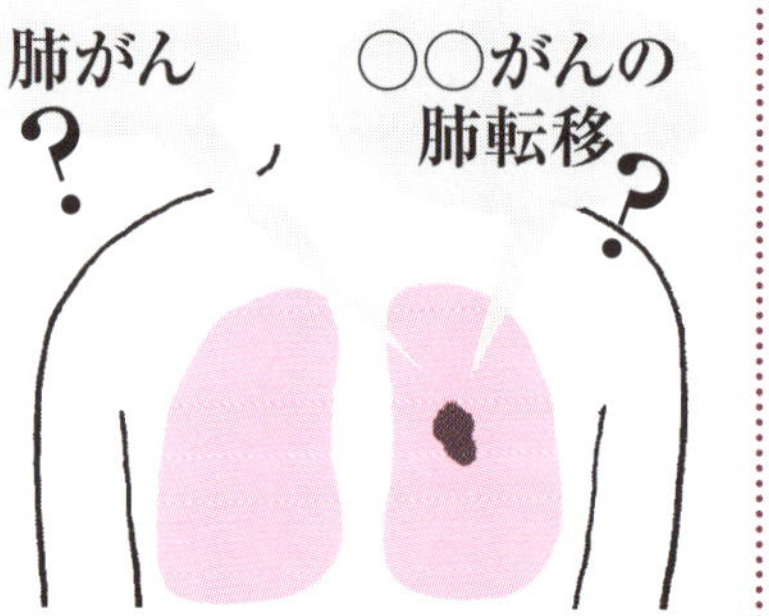

がんのある部位は同じでも違うがん。効果的な薬剤などが異なることも

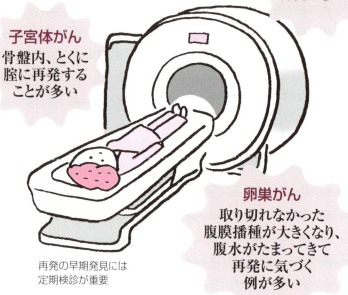

気になる症状は原因の確認を

体のちょっとした変化にも「再発ではないか」と心配になることもあるでしょう。気になることがあれば主治医に相談しましょう。再発とは無関係であることが多いものの、なかには再発の早期発見につながることもあります。

しつこいせき

風邪をひいているわけでもないのに、せきが出て止まらない

しこり

おなかや皮膚の下、リンパ節などにぐりぐりとしたしこりができてきた

痛み

おなかや背中、腰などに重苦しい痛みがある

血尿・血便

尿に血が混じっていたり、便に血液が付着したりしている

性器出血

手術の傷はすっかり治っているのに、出血がみられるようになった

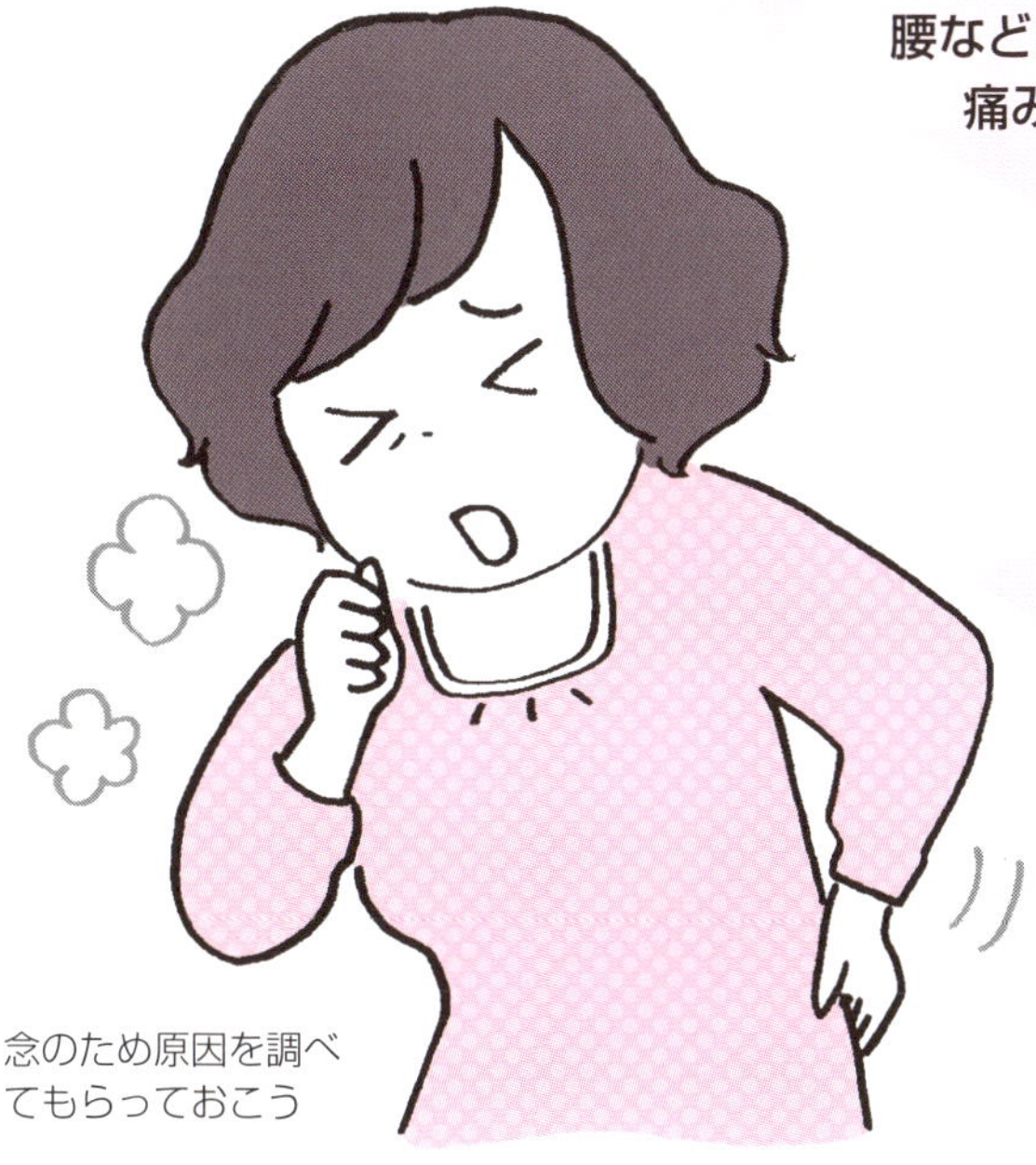

念のため原因を調べてもらっておこう

再発も早く見つけることが大切

治療を重ねても消しきれなかった小さながん細胞が体のどこかに潜んでいれば、再発が起きる危険性があります。初回の治療時点で進行していればいるほど、再発のリスクは高くなります。

子宮・卵巣があった骨盤内に再発がみられる「局所再発」のほか、治療後、子宮や卵巣から離れたところに病巣が見つかる「遠隔転移再発」もあります。

再発は起きないにこしたことはありませんが、たとえ起きても、早い段階で見つかれば治療は可能です。定期検診を欠かさないこと、気になる症状が続くようなら検診まで待たずに受診することを心がけましょう。

再発・転移②

病状に合わせた治療を続けていこう

再発の知らせに、がんが見つかったとき以上の動揺を覚えることもあるでしょう。しかし、治療はできます。現在の状態をきちんと把握してこれからの治療のしかたを考えていきましょう。

治療方針の決め方はより複雑に

再発がわかったら、どのように治療していくか、改めて治療方針を決める必要があります。初回の治療にくらべて考慮すべきことは多くなります。医師とよく相談し、納得のいく選択をしていきましょう。

どこに?

局所再発か、遠隔転移再発か。再発した部位によって治療のしかたは変わることがある

骨盤内の局所再発なら手術することも

ほかに転移がなければ、膀胱や直腸、腟など骨盤内の臓器を切除することも。円錐切除後の再発は子宮全摘術になることが多い

1ヵ所だけ? それとも複数?

転移巣が1ヵ所だけなら手術や放射線治療をすることもある

初回に受けた治療法は?

たとえば、以前に放射線照射した部位にもう一度照射することはできない。照射をくり返すと、正常な組織のダメージが大きくなりすぎる

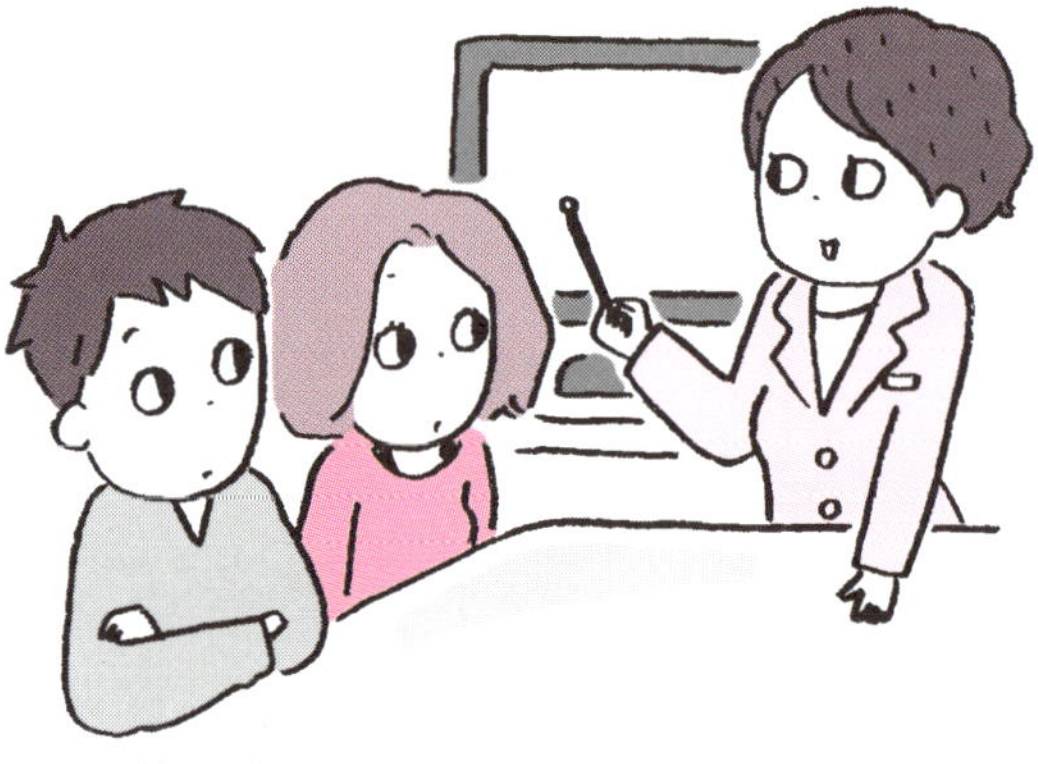

どのように治療を進めるか、医師とよく話し合う

がんをコントロールする方法を考える

再発のしかたは人によってさまざまで、治療の進め方を一律には示せません。

再発した場合でも、病巣をすべ

遠隔転移への対処法

遠隔転移再発の場合、基本的には薬物療法をおこなうことになります。ただし、病巣が１ヵ所にとどまっていれば外科手術や放射線治療なども検討します。多臓器に及ぶ再発や多発性の転移は抗がん剤で対処します。

脳転移
放射線治療をおこなう

肺転移
抗がん剤で治療。１ヵ所だけなら胸腔鏡下手術が可能なことも

肝転移
抗がん剤で治療。１ヵ所だけなら手術をすることもある

骨転移
放射線治療や、骨を溶かす細胞の活動を抑制する薬（ビスホスホネート製剤）で対処する

腹膜転移
抗がん剤で治療

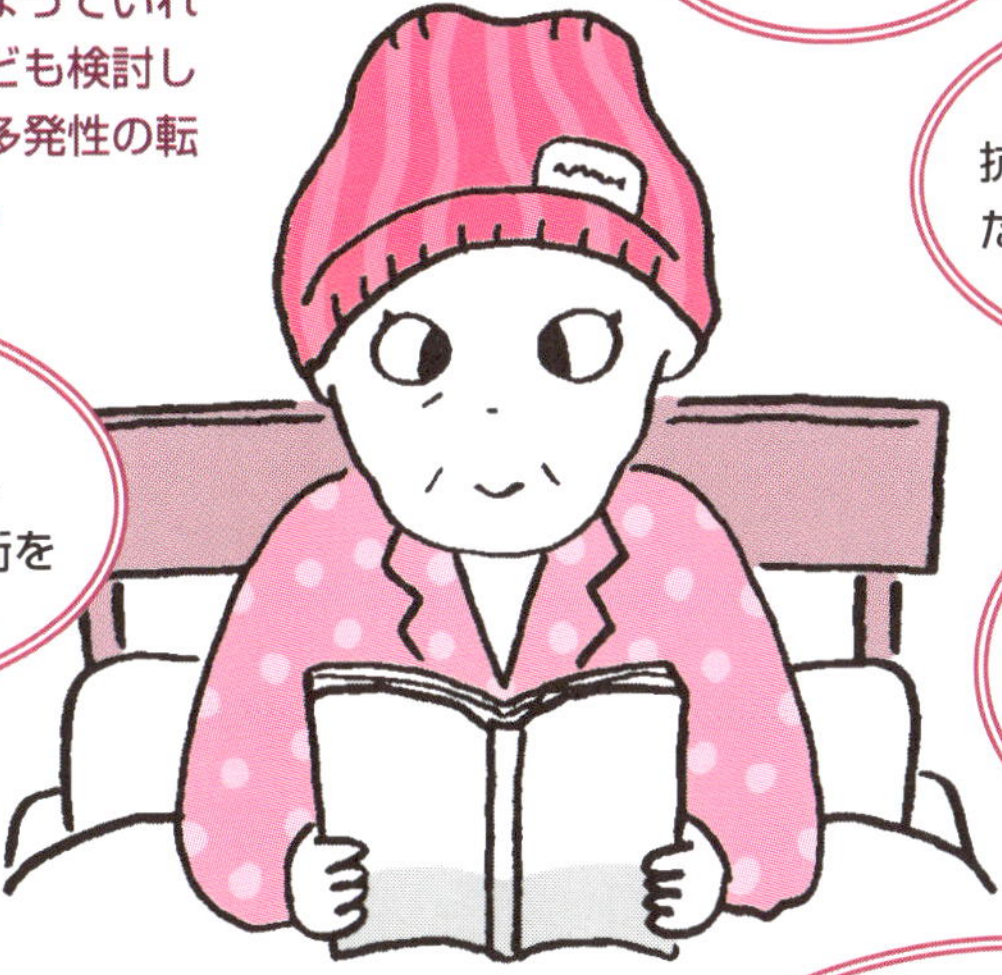

再発時の治療は、抗がん剤を使った薬物療法が中心になる

リンパ節転移
鎖骨上リンパ節への転移が多い。手術で切除するか、放射線治療。前後に抗がん剤を使うことも

再発時の抗がん剤の使い方の基本

複数の転移巣がある場合、全身にがん細胞が散っているおそれがあるため、基本的には抗がん剤を使って治療します。多剤併用療法が基本ですが、全身の状態が悪化していれば負担を減らすために単剤とすることもあります。

▼再発までの期間
（初回の治療で薬物療法をおこなった場合）

12ヵ月以上	初回の治療で用いた組み合わせで再治療
６～12ヵ月	初回と同じ組み合わせか、１種類だけ変更した組み合わせ
６ヵ月以内	今まで使用していない、別のタイプの薬を試す

て消すことができれば根治する可能性があります。逆に、病巣が完全に消えなくても、それ以上大きくならないようにコントロールしながら共存できる可能性はあります。どちらを目指すかは、がんの状態、患者さんの状態によって変わってきます。

治療によって期待できる効果と、治療自体がもたらす負担とを比較しながら、次の手を考えていきましょう。

COLUMN

治療のメリットより デメリットが大きくなったら

根絶を目指す治療は続けにくいことも

治療を重ねても再発をくり返したり、がんが消えずに広がったりすることもあります。こうなると手術や放射線治療では治療できません。抗がん剤を使い続けることで、むしろ全身状態が悪化してしまうこともあります。

がんを根絶させるための積極的な治療は、副作用はあっても、より大きな治療効果が得られると考えられる場合にのみ成り立つものです。治療効果より副作用のほうが大きいようなら、QOL（生活の質）を保つことを優先した治療に切り替えていく必要があります。

緩和ケアで苦痛をやわらげる

QOLを保つことを目的にした治療は、緩和ケアと呼ばれます。緩和ケアの大きな目的は、苦痛をやわらげ楽に過ごせるようにすることです。そのために、さまざまな治療をおこなっていきます。

無理に積極的な治療を続けるより、むしろ長く生きられる可能性は高くなることもあります。

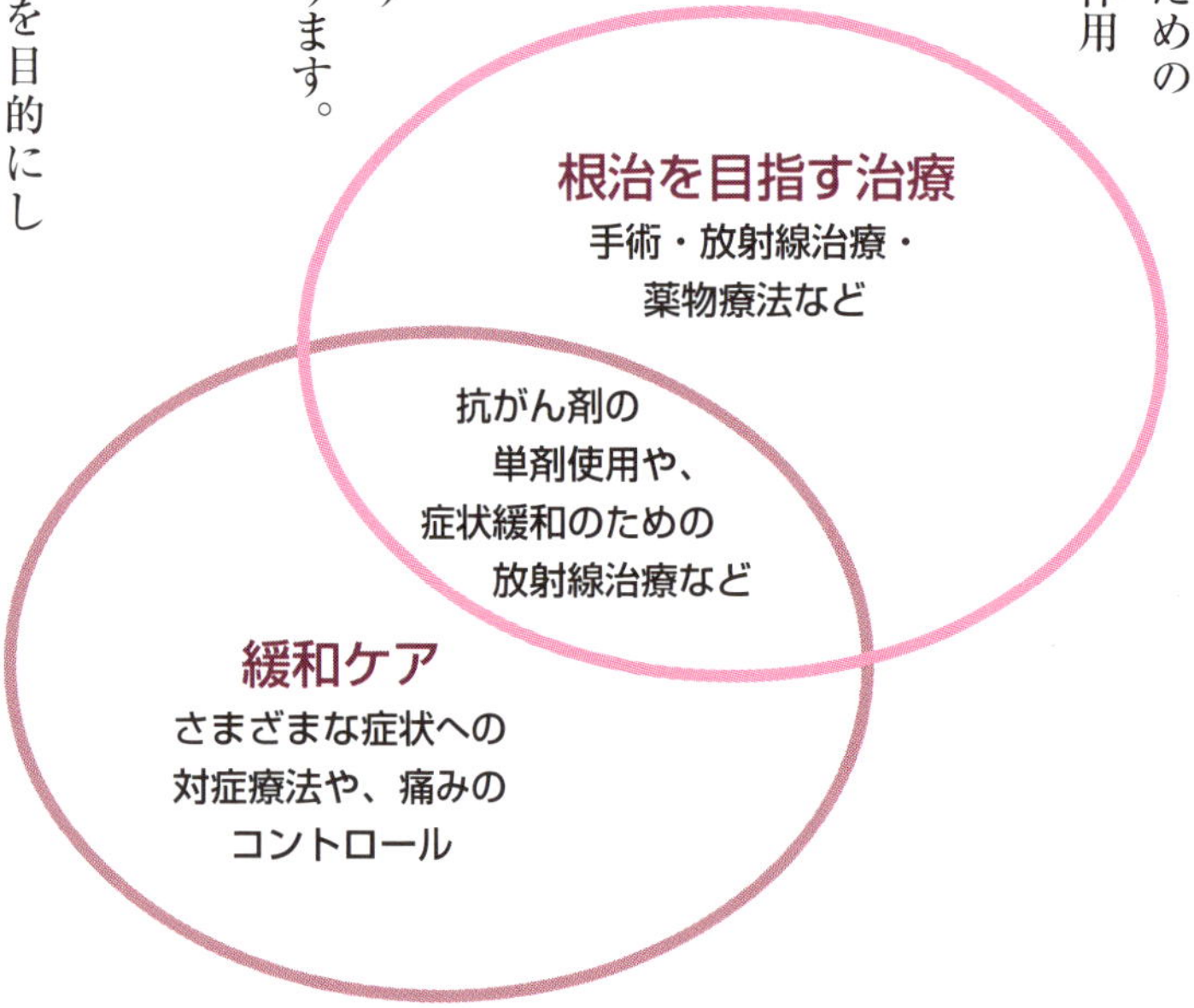
根治を目指す治療
手術・放射線治療・
薬物療法など
抗がん剤の
単剤使用や、
症状緩和のための
放射線治療など
緩和ケア
さまざまな症状への
対症療法や、痛みの
コントロール

健康ライブラリー イラスト版

子《し》宮《きゅう》がん・卵《らん》巣《そう》がん より良《よ》い選《せん》択《たく》をするための完《かん》全《ぜん》ガイド

2017年2月10日 第1刷発行

監 修	宇津木久仁子（うつぎ・くにこ）
発行者	鈴木 哲
発行所	株式会社講談社
	東京都文京区音羽二丁目12-21 郵便番号 112-8001 電話番号 編集 03-5395-3560 販売 03-5395-4415 業務 03-5395-3615
印刷所	凸版印刷株式会社
製本所	株式会社若林製本工場

N.D.C. 493 98p 21cm

ISBN978-4-06-259810-1

■監修者プロフィール

宇津木 久仁子（うつぎ・くにこ）

1959年、山形県生まれ。がん研有明病院婦人科副部長、リンパ浮腫治療室長。1983年、山形大学医学部卒業、同大医学部附属病院に勤務。1989年、米国ベイラー医科大学留学。1991年、山形大学医学部附属病院を経て、1994年から癌研究会附属病院に勤務。手術、外来、抗がん剤治療などを担当。抗がん剤投与中の患者を対象に「帽子クラブ」を主宰するなど、患者の心情をくみ取る診療で知られる。日本がん治療認定医機構認定医、日本産科婦人科学会専門医、日本婦人科腫瘍学会専門医、日本臨床細胞学会専門医、国際細胞診専門医。一般向けの著書に『知って安心 婦人科のがんと治療』『子宮がん・卵巣がんの治療法と術後の暮らし方』（ともにイカロス出版）などがある。

■参考資料

日本婦人科腫瘍学会編『子宮頸癌治療ガイドライン 2011年版』（金原出版）

日本婦人科腫瘍学会編『子宮体がん治療ガイドライン 2013年版』（金原出版）

日本婦人科腫瘍学会編『卵巣がん治療ガイドライン 2015年版』（金原出版）

宇津木久仁子著『知って安心 婦人科のがんと治療』（イカロス出版）

宇津木久仁子著『子宮がん・卵巣がんの治療法と術後の暮らし方』（イカロス出版）

宇津木久仁子著・監修『専門医の医学図典 婦人科手術インフォームドコンセント』（JOHO CENTER PUBLISHING）

上坊敏子著『卵巣の病気 月経の不調から卵巣がんまで』（講談社）

●編集協力 オフィス201 柳井亜紀
●カバーデザイン 松本 桂
●カバーイラスト 長谷川貴子
●本文デザイン 勝木デザイン
●本文イラスト 松本麻希 千田和幸